Minimal invasive intradiskale Therapie
lumbaler Bandscheibenvorfälle

Bücherei des Orthopäden

Beihefte zur Zeitschrift für Orthopädie

Herausgegeben von J. Grifka

Band 68

Minimal invasive intradiskale Therapie lumbaler Bandscheibenvorfälle

Indikation, Technik und Ergebnisse

Ralf Hermann Wittenberg und Reinhard Steffen

Zeichnungen: Dr. Anja Theile

Ferdinand Enke Verlag Stuttgart 1997

Prof. Dr. med. Ralf Hermann Wittenberg
Priv.-Doz. Dr. med. Reinhard Steffen

Orthopädische Universitätsklinik im
St.-Josef-Hospital
Gudrunstraße 56
D-44791 Bochum

Die Deutsche Bibliothek-CIP-Einheitsaufnahme

Wittenberg, Ralf H.:
Minimal invasive intraiskale Therapie lumbaler Bandscheibenvorfälle
: Indikation, Technik und Ergebnisse / Ralf Hermann Wittenberg und
Reinhard Steffen. Zeichn: Anja Theile. – Stuttgart : Enke, 1997
    (Bücherei des Orthopäden ; Bd. 68)
    ISBN 3-432-27851-9
    Bd. 68. Wittenberg, Ralf H.: Minimal invasive intraiskale Therapie
    lumbaler Bandscheibenvorfälle. – 1997

Bücherei des Orthopäden: Beihefte zur Zeitschrift für Orthopädie. –
Stuttgart : Enke
    Früher Schriftenreihe
    Reihe Bücherei des Orthopäden zu: Zeitschrift für Orthopädie und ihre
Grenzgebiete

Wichtiger Hinweis

Wie jede Wissenschaft ist die Medizin ständigen Entwicklungen unterworfen. Forschung und klinische Erfahrung erweitern unsere Kenntnisse, insbesondere was Behandlung und medikamentöse Therapie anbelangt. Soweit in diesem Werk eine Dosierung oder eine Applikation erwähnt wird, darf der Leser zwar darauf vertrauen, daß Autoren, Herausgeber und Verlag große Sorgfalt darauf verwandt haben, daß diese Angabe dem **Wissensstand bei Fertigstellung des Werkes** entspricht.

Für Angaben über Dosierungsanweisungen und Applikationsformen kann vom Verlag jedoch keine Gewähr übernommen werden. **Jeder Benutzer ist angehalten,** durch sorgfältige Prüfung der Beipackzettel der verwendeten Präparate und gegebenenfalls nach Konsultation eines Spezialisten, festzustellen, ob die dort gegebene Empfehlung für Dosierungen oder die Beachtung von Kontraindikationen gegenüber der Angabe in diesem Buch abweicht. Eine solche Prüfung ist besonders wichtig bei selten verwendeten Präparaten oder solchen, die neu auf den Markt gebracht worden sind. **Jede Dosierung oder Applikation erfolgt auf eigene Gefahr des Benutzers.** Autoren und Verlag appellieren an jeden Benutzer, ihm etwa auffallende Ungenauigkeiten dem Verlag mitzuteilen.

Geschützte Warennamen (Warenzeichen®) werden **nicht immer** besonders kenntlich gemacht. Aus dem Fehlen eines solchen Hinweises kann also nicht geschlossen werden, daß es sich um einen freien Warennamen handelt.

© 1997, Ferdinand Enke Verlag, P. O. Box 30 03 66, D-70443 Stuttgart – Printed in Germany

Satz und Druck: Calwer Druckzentrum GmbH, D-75365 Calw
Schrift 9/10 Times, System CarryOn   5 4 3 2 1

Vorwort

Die Medizin befaßt sich zunehmend mit der Minimierung der operativen Eingriffe zur Verringerung des iatrogenen Traumas und Verkürzung der Rehabilitation. In der Bandscheibenchirurgie ist dieses bereits seit langem angestrebt und von besonderer Bedeutung, da durch die postoperative Narbenbildung im Spinalkanal schwer zu therapierende Krankheitsbilder auftreten. Dies hat frühzeitig zur Suche nach Operationswegen, die den Spinalkanal vermeiden, geführt. Beeinflußt von Carl Hirsch berichtete Feffer bereits 1956 über erste Studien zur intradiskalen Hydrokortisonanwendung bei Bandscheibendegeneration. Beginnend mit der Chemonukleolyse ging diese Entwicklung weiter über die perkutane Nukleotomie bis hin zur Laserdekompression der Bandscheibe.

Bochum, Frühjahr 1997

Die Problematik der sogenannten minimal invasiven Verfahren besteht in einer oft euphorischen und unkritischen Anwendung. Es muß jedoch darauf hingewiesen werden, daß auch der minimal invasiv durchgeführte Eingriff alle operationsspezifischen Risiken aufweist. Die Forderung nach einer kritischen Indikationsstellung bleibt unverzichtbar, wie Studien zu allen intradiskalen Therapieverfahren belegen.

Mit den perkutanen transforaminalen Eingriffen wird ein Übergangsbereich zwischen der klassischen Bandscheibenchirurgie und den intradiskalen Verfahren geschaffen. Der Wert dieser Verfahren, insbesondere bezüglich der postoperativen Narbenbildung, muß sich in klinischen Studien beweisen.

Danksagung

Bei der Fertigstellung eines Buches ist Hilfe von vielen Personen notwendig. Insbesondere bedanken wir uns für das Verständnis unserer Frauen Ann und Ulrike sowie bei unseren Kindern Kira, Jana und Helena, die ihnen zustehende Zeit der Fertigstellung dieses Buches opferten.

Die Erstellung wäre jedoch auch ohne die Unterstützung von Freunden und Mitarbeitern nicht möglich gewesen. Neben vielen Ungenannten gilt unserer besonderer Dank Dr. Anja Theile für die Anfertigung der Zeichnungen. Unserer weiterer Dank gilt für:

Fotografische Erstellung der Abbildungen:
B. Greifenberg, S. Badermann; Fotoabteilung des St. Josef-Hospitals, Bochum

Röntgen-, CT- und MRT-Abbildungen:
Dr. M. Traupe, Dr. M. Jergas; Zentrale Rö.-Abt. des St. Josef-Hospitals, Bochum (Direktor: Prof. Dr. O. Köster)

Manuskripterstellung:
Andrea Baaske, Jörg Schlösser

Histologische Abbildungen:
Dr. K. R. Greskötter

Herrn Professor Dr. J. Krämer danken wir für die Anregungen und kritische Durchsicht des Manuskripts.

Inhalt

Abkürzungsverzeichnis

Abb.	Abbildung	K	Kilo
Abd	Abduktion	kHz	Kilohertz
APLD	Automatisierte perkutane lumbale Nukleotomie	KJ	Kilojoule
		KM	Kontrastmittel
AR	Außenrotation	LWS	Lendenwirbelsäule
BWS	Brustwirbelsäule	max.	maximal
bzw.	beziehungsweise	MHz	Megahertz
C	Celsius	ml	Milliliter
CH	Chymopapain	mm	Millimeter
cm	Zentimeter	MRT	Magnetresonanztomografie
CO_2	Kohlendioxid	N	Newton
CT	Computertomographie	nm	Nanometer
d. h.	das heißt	NZ	Neutrale Zone
FDA	Food and Drug Administration Amerikanische Arzneimittelbehörde	OP	Operation
		Pa	Pascal
Flx	Flexion	PNF	propiozeptive neuromuskuläre Fazilitation
FSU	functional spinal unit; Bewegungssegment		
		ROM	Range of motion (Bewegungsausmaß)
g	Gramm	S.	Siehe
ggf.	gegebenenfalls	sec.	Sekunde
HWS	Halswirbelsäule	SUMROM	Summe des Bewegungsausmaßes
H_2O	Wasser	u. a.	und andere
Hz	Hertz (Schwingung/Sekunde)	μm	Mikrometer
IE	internationale Einheiten	z. B.	zum Beispiel
J	Joule		

1 Geschichte

Die intradiskale Therapie wurde in Ergänzung und teilweise als Ersatz für die offene Bandscheibenoperation entwickelt. Die Ursprünge gehen jedoch in die 50er Jahre zurück. Dort haben Lindblom (1948), Erlacher (1949) und Fischer (1949) erstmalig die Diskografie über den posterioren Medianzugang beschrieben. Als Ergänzung und Weiterentwicklung befasste sich Erlacher (1952) mit der Diskografie über den lateralen bzw. den posterolateralen Zugang. Schon 1951 berichtete Witt, daß die Patienten nach der Diskografie über verminderte Beschwerden klagten und führte dies auf eine Änderung des osmotischen Milieus in der Bandscheibe zurück. Mittlerweile sind für die intradiskale Therapie eine Vielzahl von Substanzen und unzählige Techniken beschrieben.

1.1 Chymopapain

Papain und Chymopapain waren 1941 erstmals von Jansen und Balls aus der Milch der karibischen Papaya-Pflanze (Carica-Papaya) isoliert worden. Sie beschrieben bereits die unterschiedliche Peptid-Struktur beider Enzyme und die höhere enzymatische Wirkung des Chymopapains mit seiner großen Affinität für nichtkollagene Proteinbindungen, wie sie in den sauren Mukopolysacchariden des Bandscheibengewebes vorzufinden sind (Jansen und Balls 1941).

Diese Eigenschaften des Papaya-Pflanzensaftes hatten sich die Ureinwohner Polynesiens bereits zu Nutze gemacht, indem sie Blätter der Papaya-Pflanze ihren Fleischspeisen beifügten, um es zart zu machen. Nach wie vor ist das Papain ein wesentlicher Bestandteil von sogenannten Fleischzartmachern, die in Nordamerika aber auch in Europa eine weite Verbreitung gefunden haben.

Die Wirkung von Chymopapain auf Knorpelgewebe wurde 1956 eher zufällig von Thomas entdeckt, der als Pathologe das sogenannte Schwarzmann-Phänomen im Tierversuch simulierte (Thomas 1956). Er gab Kaninchen intravenös Papain und beobachtete am nächsten Tag, daß die Ohren der Tiere nicht mehr aufrecht standen, sondern wie bei einem Dackel herunterhingen (Abb. 1.1).

In weiteren Untersuchungen stellte er fest, daß eine Zerstörung der Mukopolysaccharidstruktur der Knorpelgrundsubstanz an verschiedenen Geweben nachzuweisen war, die zur Verminderung der Wasserbindungsfähigkeit führte und auch die mechanische Festigkeit herabsetzte.

Lyman Smith stieß auf die Veröffentlichung von Thomas und injizierte Papain erstmals gezielt in die Bandscheibe von Kaninchen. Er beobachtete eine Lysierung von Nukleus- und innerem Anulusgewebe ohne Destruktionen der äußeren Bandscheibenbegrenzung oder der angrenzenden Gewebeschichten (Smith et al. 1963).

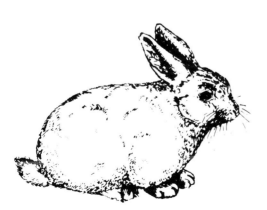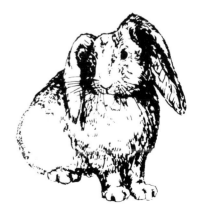

Abb. 1.1 Erweichung des Ohrknorpels nach intravenöser Gabe von Papain. Tierversuch von Thomas zum Schwarzmann-Phänomen. Die vor der Injektion aufrecht stehenden Ohren (links) hingen nach Injektion schlapp herunter (rechts).

Die Anregung zur Injektion in die Bandscheibe bekam Smith durch eine Publikation von Karl Hirsch (1959). In dieser forderte er ein chondrolytisches Enzym, das die Bandscheibe auf ihre Faserbestandteile reduziert und so die Phase der klinisch problematischen Bandscheibendegeneration mit daraus resultierender Segmentinstabilität überwindet. Nach weiterer pharmakologischer Aufbereitung der Papayaenzyme konnten Smith und Mitarbeiter (1963) eine gezielte Auflösung des Nukleus pulposus an Kaninchenbandscheiben nachweisen. Saunders beschrieb 1964 die erfolgreiche Behandlung von Bandscheibenvorfällen bei Hunden.

Die ersten Patienten wurden bereits 1963 von Smith mit Erfolg therapiert, die ersten klinischen Resultate publizierte er allerdings erst 1964. In der ersten vorgestellten größeren Behandlungsserie (Smith 1967) wurden zwei Fälle mit einer Tetra- und Paraplegie nach Injektion von Chymopapain dokumentiert. Diese wurden auf die mehrfachen Duraperforationen bei einer lumbalen Chymopapain-Injektion durch den zu jener Zeit noch üblichen posterolateralen Zugang durch den Spinalkanal zur Bandscheibe zurückgeführt. Bei dem Patienten mit Paraplegie kann es durch Rückfluß des Chymopapains in den Subarachnoidalraum über die Auflösung der intraduralen Mukopolysaccharide (Proteoglykane) zur Blutung gekommen sein. Der zweite Fall, eine Tetraplegie, trat nach einer zervikalen Chymopapain-Injektion auf, wurde aber letztlich als malignes Haemangioendotheliom diagnostiziert.

Als Konsequenz hieraus wurden zunächst zervikale Chymopapain-Injektionen nicht mehr vorgenommen und als Standardzugang zur lumbalen Bandscheibe der laterale Zugang (Abb. 1.2) bevorzugt, der eine transdurale Punktion weitgehend ausschließt.

Bis 1975 kam es zu einer weiten Verbreitung der Chymopapain-Injektion in der Therapie des lumbalen Bandscheibenvorfalls, so daß in den USA insgesamt 16.000 Patienten behandelt wurden.

Die dann von der amerikanischen Arzneimittelbehörde (FDA) geforderte Doppelblindstudie (Chymopapain gegen Placebo) zeigte keine Überlegenheit des Medikamentes (Chymopapain 58 %, Kontrollinjektion 49 % Erfolgsrate), so daß die allgemeine Zulassung versagt wurde (Cloud et al. 1976, Schwetschenau et al. 1976, Martins et al. 1978). Nach einer pharmakologischen Weiterentwicklung des Chymopapain mit gezielter Isolierung der wirksamen Enzymbestandteile erfolgte eine erneute Doppelblindstudie in der 40 Prozent der Kontrollpatienten beziehungsweise 82 Prozent der Chymopapainpatienten (nach sechs Monaten) erfolgreich behandelt wurden (Javid et. al 1983).

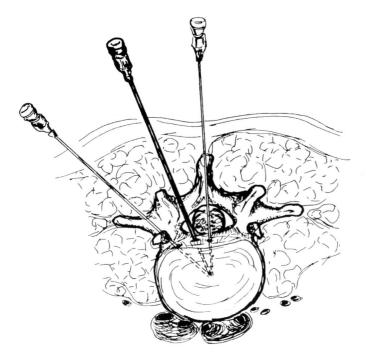

Abb. 1.2 Als Punktionswege zur Bandscheibe sind der transdurale, der posterolaterale und der laterale Zugang beschrieben (von rechts nach links). Nur der laterale Zugang verhindert sicher eine Perforation des Duralsackes und der Wurzeltaschen und ist somit geeignet für die Chymopapaininjektion.

Aufgrund dieser und anderer Doppelblindstudien erfolgte die Zulassung des Medikamentes in den USA und daraufhin in vielen europäischen Ländern (Fraser 1984, Morris und Stromberg 1983).

1941 Jansen und Balls: Isolieren Papain und Chymopapain aus der Milch der karibischen Papayapflanze.
1956 Thomas: Injiziert Chymopapain in Tierversuch i. v. und weist eine Zerstörung der Mucopolisaccharidstruktur der Knorpelgrundsubstanz nach.
1963 Smith: Untersucht die Wirkung des Chymopapain auf den Nukleus pulposus von Kaninchenbandscheiben.
1963 erste Patientenbehandlung durch Smith
1976: Schwetschenau et al.: 1. Doppelblindstudie, keine Überlegenheit von Chymopapain gegenüber Placebo
1983 Javid et al.: Doppelblindstudie mit gereinigtem Chymopapain (3000 Einheiten Chymodiaktin), 82 % Besserung nach 6 Monaten gegenüber 40 % bei Placebo, anschließend FDA Zulassung

1.2 Perkutane Nukleotomie

Die Therapie der Lumboischialgie bei Bandscheibenprotrusion durch Nukleusdekompression geht auf Hult (1950) zurück. Im Jahre 1950 berichtete er über die retroperitoneale Bandscheibenfensterung bei Patienten mit Rückenschmerzen und Ischialgien. In einer Serie von 30 Patienten, bei denen eine Anulusfensterung über einen offenen retroperitonealen Zugang durchgeführt wurde, gab er an, daß 10 Patienten (37 %) beschwerdefrei waren, 12 (40 %) waren deutlich gebessert, während 8 (27 %) keine Besserung zeigten. Zur Wirkungsweise seines Vorgehens schrieb er, daß durch die anterolaterale Inzision der Bandscheibendruck vermindert und hierdurch eine posteriore Vorwölbung vermieden würde. Während Hult einen offenen Zugang wählte, berichtete Craig (1956) bereits über eine perkutane Technik zur Gewinnung von Wirbelkörperbiopsien unter Verwendung eines lateralen Zuganges.

In den 70er Jahren entwickelten Hijikata (Hijikata et al. 1975) und Kambin (Kambin und Gellmann 1983) unabhängig voneinander die Technik der Bandscheibendekompression über eine Kanüle. Von Hijikata wurde der Eingriff primär perkutan durchgeführt. Im Jahre 1978 publizierten Hijikata und Mitarbeiter bereits eine Serie von 80 Patienten, bei denen mit der perkutanen Technik zu 68 % gute und sehr gute Ergebnisse erreicht wurden (Hijikata et al. 1978).

Kambin und Gellman haben die Nukleusdekompression seit dem Jahre 1973 über einen dorsolateralen Zugang zunächst während der offenen Laminektomie durchgeführt. Seit 1980 verwendet Kambin jedoch auch den perkutanen Zugang von Hijikata. In der ersten Serie von 9 Patienten mittels perkutanem Zugang wurde eine Aufhebung des Beinschmerzes bei allen Patienten ohne Komplikationen berichtet (Kambin und Gellmann 1983).

Eine weitere Modifikation der von Hijikata erstmals beschriebenen Technik erfolgte 1982 durch Suezawa und Mitarbeiter, die über einen zweiten Zugang, den Bandscheibenbinnenraum endoskopisch darstellten (Suezawa et al. 1983).

Im Jahre 1985 schließlich wurde von Onik die Technik der automatisierten perkutanen Nukleotomie beschrieben. Über ein Nucleotome®, das über eine kombinierte Saug-/Schneidetechnik verfügt, wird Nukleusgewebe entfernt (Onik et al. 1985 a und b). In einer ersten Serie von 36 Patienten konnten Onik und Mitarbeiter über gute Ergebnisse bei 31 Patienten berichten. Komplikationen waren hierbei nicht aufgetreten (Onik et al. 1987).

1950 Hult: Erstmals retroperitoneale Bandscheibenfensterung
1956 Craig: Perkutane Wirbelkörperbiopsie über lateralen Zugang
1975 Hijikata: Manuelle perkutane Nukleotomie
1985 Onik: Automatisierte perkutane Nukleotomie

1.3 Laser Dekompression

Bereits zu Beginn des 20. Jahrhunderts wurde versucht, langwellige elektromagnetische Strahlung für technische Anwendungen (Rundfunk) zu erzeugen. Das Prinzip der Anregung eines Atoms und der Photonenemission ist schon in der Quantentheorie von Einstein erwähnt (Einstein 1917).

Der erste funktionsfähige Rubinlaser wurde jedoch erst 1960 von Maimann vorgestellt.

Die Laserverbreitung wurde außer in den technischen Bereichen auch in der Medizin vorangetrieben. Hierbei wurden verschiedene Lasertypen entwickelt, bis hin zu den athermisch wirkenden Excimer-Lasern. Dieser ist seit 1978 in der Anwendung und stellte das erste Lasergerät dar, das eine gepulste ultraviolette Strahlung mit ausreichender Leistung für einige medizinische Anwendungen emittiert.

Bei der Anwendung in der Medizin waren die Vorreiter insbesondere die Ophtalmologie und die Dermatologie, gefolgt von der Neurologie. In der Bandscheibenchirurgie wurden erst Anfang bis Mitte der achtziger Jahre Laser eingesetzt. Erste Untersuchungen an Bandscheiben wurden mit dem CO_2-Laser von Gropper und Mitarbeitern (1984) vorgestellt. Der Einsatz des Neodym-YAG-Lasers wurde dann von Ascher 1986 sowie Choy und Mitarbeitern 1987 erstmals anhand experimenteller und klinischer Untersuchungen vorgestellt.

Weitere experimentelle Studien wurden in den folgenden Jahren von Juri und Mitarbeitern (1988) über den Neodym-YAG-Laser veröffentlicht. Es schlossen sich Untersuchungen von Siebert und Mitarbeitern (1988) sowie Siebert und Wirth (1989) über den Einsatz von Lasern bei den Nukleus pulposus Vaporisationen an.

Zur Zeit werden neuere Laserarten, die gegenüber dem Neodym-YAG-Laser einen geringeren thermischen Effekt aufweisen, zur perkutanen Laserdekompression eingesetzt. Hierbei handelt es sich im wesentlichen um den Holmium-YAG-Laser. Dieser weist eine geringere Temperaturerhöhung in der Umgebung im Vergleich zum Neodym-YAG-Laser auf und verringert somit die potentielle Gefahr eines thermischen Schadens außerhalb der Bandscheibe (Siebert et al. 1991).

Neben dem Neodym-YAG-Laser wird der Excimer-Laser zum Einsatz an der Bandscheibe erprobt. Hier besteht jedoch das Problem einer sehr geringen Abtragrate (Mayer et al. 1991). Aus diesem Grund wird der Excimer-Laser mit 300 Nanometern von Leu und Mitarbeitern (1991) nur in Kombination mit der manuellen perkutanen Nukleotomie unter diskoskopischer Kontrolle eingesetzt. Sie führen zunächst eine perkutane Bandscheibengewebeentnahme zur Schaffung eines optischen Raumes von ca. 3 ml Größe durch. Die Excimer Photo-Ablation wird dann nur gezielt zur dorsalen und subligamentären Abtragung von Bandscheibengewebe eingesetzt.

Die Therapie mit verschiedenen Lasern entwickelt sich noch immer weiter. Hier besteht aufgrund der Vielzahl der Stoffe, die als Lasermedien in Betracht kommen, noch ein erhebliches Entwicklungspotential. Durch Änderung der Lasermedien, für die alle Stoffe geeignet sind, die eine Besetzungsinversion zweier Energieniveaus haben, ist hier kein Ende der Entwicklung abzusehen.

1917: Prinzip der Anregung eines Atoms und der Photonenemission bereits in der Quantentheorie von Einstein erwähnt.
1960: Erster funktionsfähiger Rubinlaser von Maimann.
1986/87: Neodym-YAG-Laser von Choy und Ascher an der Bandscheibe experimentell und klinisch angewandt.

2 Grundlagen

2.1 Wirbelsäule

In der Regel liegen beim Menschen 23 Bandscheiben, 5 Hals-, 11 Brust- und 4 Lendenbandscheiben sowie je eine am cerviko-thorakalen, thorakolumbalen und lumbosakralen Übergang vor. Sie bilden insgesamt 1/3 der Gesamthöhe der Wirbelsäule. Die intradiskale Therapie wird im wesentlichen an der Bandscheibe des lumbosakralen Überganges sowie den beiden unteren Lendenbandscheiben durchgeführt.

Die unteren Lendenwirbelsäulenbandscheiben sind trapezoidförmig der physiologischen Lordosestellung angepaßt. Sie sind somit ventral höher als dorsal (Karle et al. 1975, Krämer 1994).

2.2 Bewegungssegment

Die kleinste Baueinheit der Wirbelsäule stellt das Bewegungssegment oder die sogenannte „functional spinal unit" (FSU) dar. Die menschliche Wirbelsäule ist normalerweise aus 24 einzelnen Bewegungssegmenten aufgebaut (Schmorl und Junghanns 1958 und 1968). Die Lendenwirbelsäule hat 4 Bewegungssegmente sowie ein kraniales thorakolumbales und ein kaudales lumbosakrales Übergangssegment. Durch Varianten bei der Wirbelsäulensegmentation kommt es zur Bildung von sechsgliedrigen (Lumbalisation) oder viergliedrigen Lendenwirbelsäulen (Sakralisation), so daß die Anzahl der freien Wirbelsäulensegmente variieren kann (Abb. 2.1). Patienten mit diesen Übergangswirbeln weisen überdurchschnittlich häufig Rückenschmerzen und degenerative Veränderungen in den unteren Wirbelsäulensegmenten auf (Wansor und Fleischhauer 1986).

Das Bewegungssegment (FSU) besteht aus folgenden Strukturen:
1. der Bandscheibe als wesentlichem Bestandteil des Zwischenwirbelabschnittes mit Nukleus pulposus und Anulus fibrosus
2. der kranialen bzw. kaudalen Hälfte des benachbarten Wirbelkörpers mit den Knorpelplatten als Grenzschicht zwischen Bandscheibe und Wirbelkörper
3. den Wirbelgelenken des entsprechenden Bewegungssegmentes.
4. den ventralen und dorsalen Bändern (Ligamenta longitudinalia posterius et anterius, Ligamenta flava etc.)
5. den auf der Höhe des entsprechenden Bewegungssegmentes liegenden Weichteilen im Spinalkanal
6. dem Foramen intervertebrale (Abb. 2.2).

2.3 Bandscheibe

Bandscheibengewebe besteht aus Kollagenfasern, Chondrocyten, einer Grundsubstanz oder Matrix und gebundenem Wasser, wobei das Wasser in überwiegendem Maße durch die Matrix gebunden wird, die aus Proteoglykanen besteht. Die Relation von Grundsubstanz oder Matrix zu Faseranteilen ist im Bandscheibenkern (Nukleus pulposus) und im Kern umschließenden Faserring (Anulus fibrosus) unterschiedlich. Im Nukleus pulposus liegt ein Überwiegen der Grundsubstanz und in der Bandscheibenperipherie ein Überwiegen der Faseranteile mit deutlich ringförmiger Anordnung vor.

Aufgrund der besonderen Zusammensetzung des Nukleus pulposus hat dieser eine hohe Viskosität und kann große Wassermengen binden, so daß er als sogenannter Stoßdämpfer in der Wirbelsäule funktioniert. Bei asymmetrischer äußerer Belastung wird der Bandscheibenkern versuchen zur nicht belasteten Seite auszuweichen, wobei der bei einer gesunden Bandscheibe unter hoher Spannung stehende Faserring eine zu starke Verlagerung verhindert (Abb. 2.3).

Biomechanisch wird die Druckbelastung auf die Bandscheibe durch die viskoelastischen Eigenschaften des Nukleus pulposus gedämpft und in Zugspannungen, insbesondere auf den inneren Anteil des Faserrings umgewandelt. Einen wesentlichen Faktor in der Aufrechterhaltung dieser Eigenschaften des Bandscheibenkerns stellen die Proteoglykane dar, die eine hohe Affinität zu den Wassermolekülen haben. Proteoglykane sind Makromoleküle, die sich aus einzelnen Polysaccharidketten der Glukosaminoglykangruppe zusam-

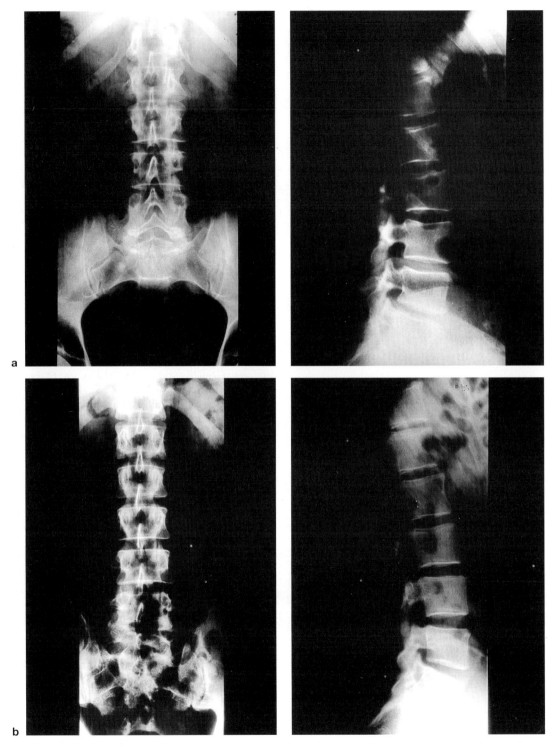

Abb. 2.1 a, b   **a** Viergliedrige Lendenwirbelsäule bei Sakralisation des fünften Lendenwirbels.
b Sechsgliedrige Lendenwirbelsäule mit Lumbalisation des ersten Sakralwirbels.
In beiden Fällen stellt sich in der Seitaufnahme eine rudimentäre, präsakrale Bandscheibe dar.

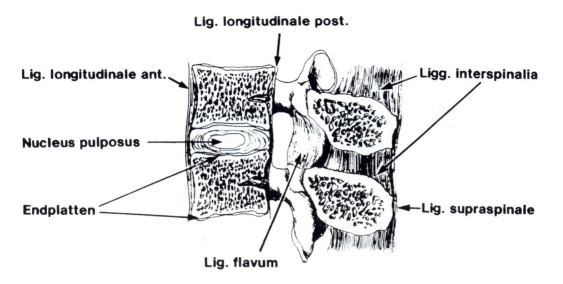

Abb. 2.2 Schematische Abbildung eines Bewegungssegments (FSU) mit knöchernen und ligamentären Anteilen sowie der Bandscheibe, jedoch ohne die dazugehörigen Weichteile.

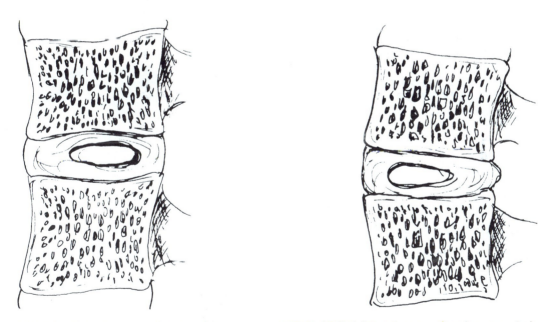

Abb. 2.3 Unter Flexions- (links) und Extensionsbelastung (rechts) kommt es zu einer kompensatorischen Verlagerung des Bandscheibenkernes in die Gegenrichtung.

mensetzen. Hierbei handelt es sich um Chondroitin-6-Sulfat und Keratan-Sulfat (Abb. 2.4).

Die Bandscheibe zeigt bei Neugeborenen und Kindern eine glänzend feuchte, fast flüssig-gallertige Konsistenz im Bandscheibeninneren. Mit zunehmendem Alter kommt es durch eine relative Zunahme des Faseranteils zu einem Anstieg der Konsistenz des Nukleus pulposus. Bei Kleinkindern ist der Nukleus pulposus noch mit einem Gazetupfer von dem Anulus fibrosus zu lösen,

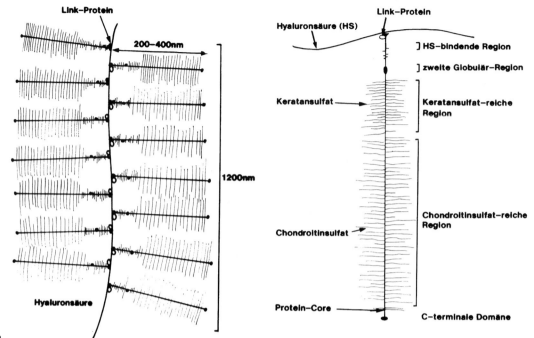

Abb. 2.4 a, b   Schematischer Aufbau der Proteoglykane. **a** Stellt ein Proteoglykanaggregat dar, bestehend aus Proteoglykanmonomeren **b**.

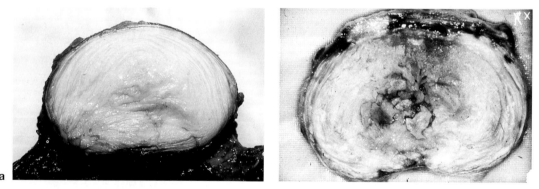

Abb. 2.5 a, b   **a** Transversalschnitt durch die Bandscheibe eines 28jährigen. Der Nukleus pulposus ist noch deutlich wasserhaltig.
b Transversalschnitt durch die Bandscheibe eines 72 Jahre alten Menschen, die Bandscheibe ist gelbbräunlich verfärbt und spröde. Der Nukleus pulposus ist ausgetrocknet.

während er bei den Jugendlichen bereits fest verankert ist (Krämer 1994). Bei Jugendlichen findet sich noch ein solcher Quelldruck des Nukleus pulposus, daß dieser nach dem Durchtrennen der Bandscheibe über das Niveau des Anulus erhaben ist (Abb. 2.5 a). Im Alter kommt es jedoch zu einer Dunkelverfärbung von Nukleus und Anulus und zur Abnahme der Elastizität, so daß die Band-

scheibe im hohen Alter ausgetrocknet und spröde erscheint (Abb. 2.5 b).

Die mechanischen Eigenschaften der fibrokartilaginären Bandscheibe werden im wesentlichen durch die aus Kollagenen, Hyaluronsäure und Proteoglykanen bestehende Matrixstruktur der Bandscheibe bedingt. Besondere Bedeutung kommt hierbei dem Verhältnis zwischen Kollagen, Proteoglykan und Nicht-Kollagenen Proteinen sowie der durch sie bedingten Wasserbindung zu (Bayliss und Johnstone 1992). Die Kollagenfibrillen bilden ein dichtes dreidimensionales Netzwerk, welches die Zellen und Gewebe unterstützt und die hydrophilen Proteoglykane einschließt. In dem hydratierten und somit expandierten Stadium tragen die Makromoleküle zu der Kollagenfibrillenstruktur und dem lokalen Zellmetabolismus bei. Die für die Matrixproduktion verantwortlichen Zellen bestehen im wesentlichen aus Fibrozyten und Chrondozyten (Pritzker 1977, Higuchi et al. 1982).

Die Ernährung der Bandscheibe erfolgt in Ermangelung von intradiskalen Gefäßen durch Diffusion von um die Bandscheibe herumlaufenden Gefäßen und den an die Endplatten angrenzenden Gefäßen. Mit dem Alter und der Abnahme der Wasserbindung kommt es zu einer Verminderung der Diffusionsprozesse und Abnahme der Endplattenpermeabilität (Bernick und Caillet 1982).

Das Kollagen ist nicht ein einheitliches Molekül, sondern es gibt eine Vielzahl von Kollagensubtypen. In der Bandscheibe sind zur Zeit im Anulus 7 Subtypen (I, II, III, V, VI, IX und XI) bestimmt, während für den Nukleus pulposus nur 5 (II, III, VI, IX, XI) beschrieben sind. Die fibrillären Kollagentypen I, II, III, V und XI sind für die Zugfestigkeit der Bandscheibe von Bedeutung. Die wichtigsten Kollagentypen stellen hierbei I und II dar, wobei I überwiegend im Anulus II überwiegend im Nukleus gefunden wird (Eyre und Muir 1976, 1977, Berad und Stevens 1980, Berad et al. 1981). Die Kollagentypen VI und IX sind nicht fibrillär und im wesentlichen globulär, wobei sie die Kettenanordnung in einer mehr komplexen Form erlauben.

Glykoproteine stellen bis zu 8 % des Feuchtgewichts der Bandscheibe dar und liegen bevorzugt als große Aggregate vor (Muir 1979). Proteoglykanmonomere bestehen aus einem Proteinkern aus dem Polysaccharidseitenketten entspringen. Der Proteinkern besteht aus 3 globulären Regionen, wobei die Funktion im terminalen G1 der Monomeraggregation liegt, während die der anderen unklar ist. Durch die Anordnung von nahe aneinander liegenden (0,5 bis 1,0 Nanometer) negativ geladenen Glykosaminoglykangruppen, erhalten sie aufgrund der Abstoßungskräfte ihre Struktur und tragen bei Anwesenheit von Wasser zu der Elastizität bei (Abb. 2.4). *In vivo* dehnen sich die Proteoglykanaggregate aus, bis sie durch die Spannungskräfte der Kollagenmatrix begrenzt werden. Die Proteoglykanaggregate weisen eine

unterschiedliche Größe und Zusammensetzung auf. Altersbedingte Veränderungen sind ein deutlicher Anstieg in der Konzentration und Kettenlänge des Keratansulfats innerhalb des Nukleus pulposus (Antonopolus et al. 1969, Pearce und Grimmer 1973, Jahnke und McDevitt 1988). Außerdem werden als altersbedingte Veränderungen ein Anstieg der Heterogenität der Aggregate insbesondere in Bezug auf die Verbindung der Proteinstruktur der Hyaluronketten gesehen (Pearce et al. 1989, Buckwater et al. 1985).

2.3.1 Anulus fibrosus

Der Anulus fibrosus ist aus Kollagenfibrillen, die Faserringen mit einem laminären Aufbau entsprechen, ähnlich den Schichten einer Magnetspule aufgebaut. Hierbei verläuft jedoch jede Schicht in einer anderen Richtung, was die Festigkeit erheblich erhöht. Die äußeren Schichten des Anulus sind durch Sharpey'sche Fasern fest an den knöchernen Randleisten der Wirbelkörper verankert. Ventral und ventro-lateral sind die Lamellen erheblich zahlreicher und kräftiger ausgeprägt als dorsal und dorso-lateral, der häufigsten Lokalisation von Bandscheibenprotrusionen und -sequestern.

2.3.2 Nukleus pulposus

Die Grenze zwischen Nukleus pulposus und Anulus fibrosus ist fließend. Auf dem Transversalschnitt kann das Gewebe des Nukleus pulposus entfernt werden, während die Anulusanteile fest mit der knorpeligen Deckplatte verbunden sind (Abb. 2.6).

In der Übergangszone von noch laminär angeordneten Bindegewebsfasern und Interzellularsubstanz, die zentralwärts eine Auflockerung zeigen, kommt es zur Bildung des Nukleus pulposus. Dieser besteht im wesentlichen aus Mukopolysacchariden, während die Kollagenfasern zum Zentrum hin zunehmend weniger werden, da hier die Mukopolysaccharide ein dichtes Netzwerk bilden. Die makroskopische Struktur des Nukleus pulposus besteht aus einer faserigen, gallertigen Masse, die durch Umwandlung parachordalen Gewebes entstanden ist. Große, blasige, flüssigkeitsreiche Kaudazellen können noch etwa bis zum 7. Lebensjahr im Gallertkern nachgewiesen werden (Bucher 1973). Ferner liegen netzartige Stränge zusammenstehender Kerne vom Aussehen der

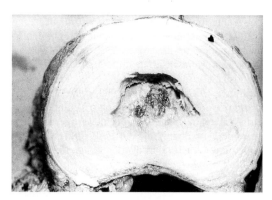

Abb. 2.6 Transversalschnitt durch die L4/L5 Bandscheibe eines 45jährigen. Der Nukleus wurde mit dem Rongeur entfernt. Die noch verbliebenen Anulusanteile lassen sich nicht ohne weiteres entfernen.

Chordazellkerne (Chordaretikulum) vor. In dem hierdurch entstehenden Raum wird zunächst eine Flüssigkeit eingelagert, die später durch Gallertmasse ersetzt wird (Krämer 1994).

2.3.3 Knorpelplatten

Die knorpeligen Endplatten der Bandscheibe sind die Verbindung zwischen den Disci intervertebrales und den Wirbelkörpern. Entwicklungsgeschichtlich sind sie den Wirbelkörpern zuzuordnen. Sie sind aus hyalinem Knorpel aufgebaut und werden von den knöchernen Wirbelkörperrandleisten und der Bandscheibe begrenzt. Mit der Wirbelkörperspongiosa stehen die Knorpelplatten über die poröse Oberfläche der Wirbelkörper (Lamina cribrosa) durch Diffusion in Kontakt. Die Ernährung der Bandscheibe erfolgt zum Teil auf diesem Weg, zum Teil jedoch auch durch Diffusion über den Anulus fibrosus (Karle et al. 1975, Krämer 1994).

2.3.4 Molekularstruktur

Der wesentliche Bestandteil der Bandscheibe ist gebundenes Wasser. Je nach Lebensalter besteht sie zu 90 % (Säugling) bis 70 % (70-jähriger) aus Wasser (Püschel 1930, Keyes und Compere 1932). Innerhalb der Bandscheibe besteht keine gleichmäßige Wasserverteilung, bedingt durch die Aufteilung in Anulus fibrosus und Nukleus pulposus

nimmt der Wassergehalt von peripher nach zentral zu (Krämer et al. 1985). Das Wasser ist reversibel an Makromoleküle der Grundsubstanz gebunden, die in der ganzen Bandscheibe verteilt sind. Die Grundsubstanz wird von Knorpelzellen und Fibrozyten (Pritzler 1977, Higuchi et al. 1982) synthetisiert und besteht aus Glykoproteinen, hochmolekularen Polysacchariden und zum Großteil aus sauren Mukopolysacchariden.

Die ein hochpolymeres Gitterwerk bildenden Mukopolysaccharide haben die Fähigkeit, große Mengen an freiem Wasser zu binden. Sie bestimmen aufgrund der großen Hydratationskraft die Quellbarkeit, Viskosität und Elastizität und somit die wesentlichen mechanischen Eigenschaften der Bandscheibe (Krämer 1994).

Als weiterer wesentlicher Bestandteil liegen in der Bandscheibe Kollagenfasern vor. Diese betragen 40–50 % des Bandscheibentrockengewichtes. Im Vergleich zum Wassergehalt von 4,2 g/g Bandscheibentrockengewicht beträgt der Kollagenanteil 0,35–0,4 g/g Trockengewicht (Urban und McMullin 1988).

Das Kollagen wird von spindelförmig zwischen den Fibrillen eingelagerten Zellen synthetisiert (Bucher 1973). Während der Wachstumsphase bis zum 20. Lebensjahr kommt es zu einer ständigen Zunahme des Kollagengehaltes der Bandscheibe. Ab dem 20. Lebensjahr bleibt dieser weitgehend konstant, der relative Kollagengehalt des Gallertkernes steigt jedoch durch die Abnahme des Wassergehaltes (Davidson und Boodhall 1959, Eyring 1969)

Das Bewegungssegment ist die kleinste Funktionseinheit der Wirbelsäule. Es umfaßt die Bandscheiben und die benachbarten Wirbelhälften mit den Band- und Gelenkverbindungen sowie Weichteilen.

Die Bandscheibe ist aus einem äußeren Faserring (Anulus fibrosus) und dem Gallertkern (Nukleus pulposus) aufgebaut. Sie besteht bei Jugendlichen zu 90 % aus Wasser, im Alter sinkt der Wassergehalt auf 70 %.

Das Wasser in der Bandscheibe wird im wesentlichen von den Proteoglykanaggregaten, die sich aus einzelnen Proteoglykan-Ketten mit Glukosaminoglykan-Gruppen zusammensetzen, gebunden.

Im äußeren Anteil des Anulus fibrosus findet sich Kollagen Typ I, das zum Zentrum hin geringer wird und im Nukleus findet sich überwiegend Kollagen Typ II.

3 Wirkprinzip

Den drei intradiskalen Therapieformen liegen unterschiedliche Wirkprinzipien, die auf chemischen (Chymopapain), mechanischen (perkutane Nukleotomie) oder thermischen und photochemischen Effekten (Lasertherapie) beruhen, zu Grunde. Gemeinsam ist allen Verfahren, daß der intradiskale Druck und die Bandscheibenvorwölbung vermindert werden sollen, so daß die Irritation der Nervenwurzel abnimmt. Die theoretischen Grundlagen und Konzepte, die den intradiskalen Verfahren zugrunde liegen, werden im folgenden näher erläutert.

3.1 Wirkungsweise des Chymopapain

3.1.1 Wirkspezifität des Chymopapain

Die biologische Wirkung des Chymopapain besteht in einer Depolimerisation der Bandscheibenmatrix, die eine Beschleunigung der sonst alterungsbedingt auftretenden Prozesse darstellt. Das für die Chemonukleolyse verwandte Chymodiaktin® enthält im wesentlichen Chymopapain, obwohl auch Caricain nachgewiesen wurde (Buttle et al. 1986). Das Rohenzym der Carica-Papaya Pflanze besteht aus Caricain und der Glycylendopeptidase.

Das Chymopapain, eine Zysteinproteinase ist der wesentliche Bestandteil. Es katalysiert die hydrolytische Spaltung der Glykosaminoglykane von den Proteoglykanaggregaten (Stern 1969). Die Wasserbindungsfähigkeit der Polysaccharidseitenketten (Chondroitin-6-Sulfat und Keratan-Sulfat) geht verloren, die freigewordenen H_2O-Moleküle diffundieren aus der Bandscheibe heraus und es kommt zu einem Abfall des intradiskalen Druckes. Die Enzymmoleküle bleiben an die Proteoglykanfragmente gebunden, gelangen über Diffusion in den Kreislauf und werden über die Niere im Urin ausgeschieden (Kapsalis et al. 1974).

Dieser Effekt des Chymopapains tritt an den Proteoglykanen, der Grundsubstanz des Bandscheibengewebes, auf. Kollagenfasern sind nicht betroffen. Die sofort einsetzende Wirkung des Chymopapains kann gelegentlich bereits unmittelbar nach der Injektion durch Reaspiration einer

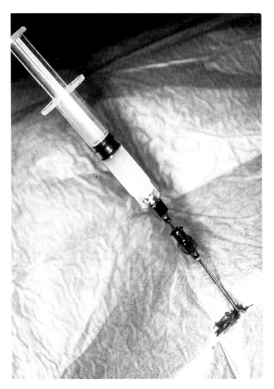

Abb. 3.1 10 Minuten nach Injektion von Chymopapain läßt sich diese milchig-trübe Flüssigkeit aspirieren.

milchig-trüben Flüssigkeit nachgewiesen werden (McCulloch und Macnab 1983; Abb. 3.1).

> Chymopapain ist eine Zystein-Proteinase und führt zu einer Spaltung der Glykosaminoglykane im Proteoglykan-Makromolekül. Dieses führt zu einer Herabsetzung der Wasserbindungsfähigkeit.

3.1.2 Abbau und Ausscheidung

Bereits 30 Min. nach der Injektion läßt sich immunoreaktives Chymopapain mit einer Halbwertzeit von drei Tagen im Plasma nachweisen (Kapsalis et al. 1974, Moneret-Vantrin und Laxemaire 1985).

Aus der Bandscheibe austretendes Chymopapain wird durch α_2 Makroglobulin, Cystatin C und niedermolekulares Kininogen inaktiviert (Buttle et al. 1986, Kapsalis et al. 1974, McCulloch und Macnab 1983). Bereits nach acht Stunden findet sich eine Keratan-Sulfat-Erhöhung im Serum; dies gilt als direkter Marker für den Katabolismus von keratosulfathaltigen Proteoglykanen, wie sie im Bandscheibengewebe vorliegen. Die erhöhte Keratansulfatausscheidung findet sich bis zu 4 Wochen nach der Chymopapain-Injektion (Jeffery et al. 1987).

Nach Injektion einer reduzierten Chymopapaindosis von 2000 Einheiten konnten erhöhte Keratan-Sulfat-Spiegel im Vergleich zu einer Kontrollgruppe von Laminektomie-Patienten nur noch eine Woche nach der Chemonukleolyse nachgewiesen werden (Block et al. 1989).

Bei der Elimination bleibt das Enzym an die Proteoglykanfragmente gebunden, gelangt mit ihnen in den Blutkreislauf und wird über die Niere im Urin ausgeschieden. Nichtgebundenes Chymopapain wird in wenigen Sekunden durch α_2 Makroglobuline inaktiviert und durch Katapepsine sowie die Bildung von spezifischen Antikörpern ausgeschieden.

3.1.3 Auswirkungen des Enzymeffekts

Im Tierversuch an Hunden konnten Bradford und Mitarbeiter (1983, 1984) eine Abnahme der Bandscheibenhöhe innerhalb von 14 Tagen nach Chymopapain Injektion feststellen. Innerhalb eines halben Jahres nach der Injektion kam es zu einem Wiederaufbau des Nukleus pulposus mit Wiedergewinnung der ursprünglichen Bandscheibenhöhe. Im Gegensatz zu den Untersuchungen von Garvin und Jennings (1973) fanden sie jedoch neben einer Wirkung des Chymopapains auf die Grundsubstanz des Nukleus pulposus Veränderungen des Anulus fibrosus und der knorpeligen Grund- und Deckplatten. Dies stimmt überein mit *in vitro* Untersuchungen von Hirtz (Hirtz et al. 1995) an menschlichen Bandscheibenpräparaten.

Histologische Untersuchungen nach Tierversuchen zeigten, daß zunächst eine nahezu normale Grundsubstanz, die Proteoglykane im Nukleus pulposus aber auch im Anulus und in den knorpeligen Grund- und Deckplatten, wieder auftraten (Garvin und Jennings 1973). Im Gegensatz dazu stehen jedoch Beobachtungen nach therapeutischer Anwendung der Chemonukleolyse beim Menschen.

In einer einjährigen magnetresonanztomografischen Verlaufskontrolle nach Chemonukleolyse konnten Szypryt und Mitarbeiter (1987) innerhalb von 14 Tagen nach Chymopapain-Injektion keine wesentlichen Veränderungen im Wassergehalt der Bandscheibe feststellen. Zwischen 14 Tagen und sechs bis acht Wochen kam es zu einer deutlichen Abnahme des Wassergehaltes und der Bandscheibenhöhe mit einem Minimum an Wasser zwischen drei und sechs Monaten. Im Gegensatz zum Tierversuch war jedoch nach einem Jahr und später keine signifikante Zunahme des Wassergehaltes des Nukleus pulposus und keine Zunahme der Bandscheibenhöhe nachweisbar. Die magnetresonanztomografischen Verlaufskontrollen zeigten weiter transitorische Veränderungen im Bereich der Grund- und Deckplatten und eine Reduzierung im Wassergehalt der Protrusion oder des Sequesters.

Aufgrund dieser Beobachtungen muß angenommen werden, daß zwischen zwei und acht Wochen nach Chemonukleolyse sich eine deutliche Reduzierung des intradiskalen Drucks durch starken Wasserverlust des Bandscheibenkerns entwickelt. Gleichzeitig ist eine Beeinflussung des Bandscheibenvorfalles oder des sequestrierten Bandscheibenanteils anzunehmen, indem auch hier eine direkte Schrumpfung durch Wasserverlust auftritt.

Nachdem zunächst in Untersuchungen beschrieben wurde, daß die Chymopapainwirkung im wesentlichen auf den Nukleus beschränkt sei konnten weitere Tierversuche bestätigten, daß Chymopapain seine Wirkung sowohl im Nukleus pulposus als auch im Anulus fibrosus entfaltet (Kitano et al. 1989, Spencer et al. 1985). Nukleus pulposus und Anulus fibrosus unterscheiden sich lediglich in einer unterschiedlichen Zusammensetzung der extrazellulären Matrix. Im Anulus fibrosus findet sich ein gegenüber dem Nukleus pulposus wesentlich höherer Kollagenfaseranteil (überwiegend Typ I).

Entsprechend dieser unterschiedlichen Verteilung zeigte sich nach Chymopapain-Applikation in therapeutischer Dosierung (in Tierversuchen an Kaninchen) eine Reduzierung des Wassergehaltes überwiegend im Nukleus pulposus aber auch im ventralen und dorsalen Anulusbereich (Kitano et al. 1989). Wegen des ursprünglich höheren Wasseranteils im Nukleus pulposus war hier das Ausmaß der Wasserreduzierung stärker ausgeprägt. Bereits nach einer Woche fand sich jedoch eine Angleichung des Wassergehaltes im Anulus und im Nukleus bezogen auf das Trockengewicht der jeweiligen Bandscheibenabschnitte. Gleichzeitig war in sämtlichen Abschnitten der Bandscheibe eine Verringerung des Proteoglykangehaltes nachweisbar, wobei sich hier auch identische Werte für Anulus fibrosus und Nukleus pulposus zeigten, während normalerweise die physiologische Verteilung in der Bandscheibe deutlich höhere Konzentrationen im Nukleus pulposus aufweist (Eyre 1979).

Als direkte Folge des reduzierten Wassergehalts verringerte sich der intradiskale Druck auf 30–40 Prozent des Ausgangswertes. Unter Berücksichtigung der von Kikuchi und Mitarbeitern (1987) beobachteten chymopapaininduzierten Chondrozytenfunktionsstörung müssen die Veränderungen im Nukleus und Anulus als weitgehend irreversibel angenommen werden. Unterstützt wird diese Annahme durch die von Kitano und Mitarbeitern (1989) gefundene anhaltende Suppression der Lysininkorporation als Index für die herabgesetzte metabolische Aktivität der Chondrozyten.

Nach intradiskaler Injektion von Chymopapain kann für einen Zeitraum von 30 Minuten bis zu 3 Tagen post injectionem Chymopapain im Plasma nachgewiesen werden.
In Tierversuchen konnte eine Abnahme der Bandscheibenhöhe 14 Tage nach Injektion gesehen werden, die nach einem halben Jahr vollständig rückläufig war. Als Folge des reduzierten Wassergehaltes sank der intradiskale Druck auf 30–40 % des Ausgangswertes.
Beim Menschen kommt es ebenfalls zu einer Verringerung der Bandscheibenhöhe durch die u. a. magnetresonanztomografisch nachweisbare Abnahme des Wassergehaltes. Im Gegensatz zu den Tierversuchen kommt es jedoch nicht zu einer vollständigen Wiederherstellung der Bandscheibenhöhe.

3.1.4 Histologie nach Chemonukleolyse

Histologische Untersuchungen an menschlichem Bandscheibengewebe nach Chymopapaininjektion zeigten Veränderungen sowohl im Nukleus- als auch im Anulusgewebe. Eigene *ex-vivo*-Untersuchungen (Steffen u. Greskötter 1989) von bei Bandscheibenoperationen gewonnenem Anulus- und Nukleusmaterial bestätigten dosisabhängige Destruktionen in diesen Geweben. Reparationserscheinungen in Form von fibrösem Ersatzgewebe konnten an diesen Präparaten von menschlichem Bandscheibengewebe, das bei einer zusätz-

lich erforderlichen Bandscheibenoperation nach vorausgegangener Chemonukleolyse gewonnen wurde, kaum nachgewiesen werden (Abb. 3.2 a und b).

3.1.5 Biomechanische Auswirkungen der Chemonukleolyse

Die Wirkung der Chemonukleolyse auf die Bandscheibe ist geprägt von einem Höhenverlust des Bandscheibenraumes und einer verminderten Verspannung der Anulusfaserschichten. Im klinischen Verlauf zeigen sich diese Veränderungen röntgenologisch an einer Verschmälerung des Bandscheibenraumes und einer magnetresonanztomographisch nachweisbaren Vorwölbung des gesamten Anulus (Abb. 3.3).

Weitergehende biomechanische Untersuchungen zur Veränderung der Stabilität des Bewegungssegmentes nach Chemonukleolyse liegen ausschließlich im Tierversuch vor. Bradford und Mitarbeiter (1983, 1984) beschrieben die biomechanischen Veränderungen nach *in vivo* Injektion von Chymopapain in Hundebandscheiben. Sie töteten die Tiere nach drei Wochen bzw. drei Monaten. Die Lendenwirbelsäulenpräparate wurden einer biomechanischen Untersuchung unterzogen. Als Instabilitätskriterien bewerteten sie die sogenannte Steifigkeit und das Kriechverhalten der behandelten Bewegungssegmente im Vergleich zu unbehandelten Kontrollen. Drei Wochen nach Chemonukleolyse fand sich eine signifikante Abnahme der Steifigkeit der Bewegungssegmente gegenüber der unbehandelten Kontrollgruppe unter axialer Last und unter Torsion. Entsprechend nahm das Kriechverhalten signifikant zu. Diese Veränderungen waren drei Monate nach Chymopapain-Applikation deutlich rückläufig. Röntgenologisch zeigte sich ein Wiederaufbau der Bandscheibenhöhe auf 75 Prozent des ursprünglichen Wertes. Histologisch war das Nukleusgewebe nahezu normal mit regelrechter Proteoglykananfärbbarkeit sowohl im Nukleus- als auch im Anulusbereich.

Die Untersuchungen von Bradford und Mitarbeitern (1983, 1984) zur Nukleus-pulposus-Regeneration wurden von Spencer und Miller (1985) nicht bestätigt. Sie untersuchten ebenfalls an Hunden den Chymopapain-Effekt auf das biomechanische Verhalten lumbaler Bewegungssegmente und die histologischen Reaktionen über einen Zeitraum von 52 Wochen. Als Instabilitätskriterium wurde von ihnen eine Zunahme der Beweglichkeit

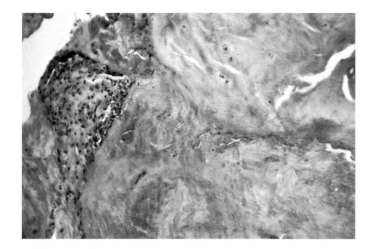

Abb. 3.2 a HE-Färbung Nukleusgewebe 20 Tage nach Chemonukleolyse mit Chymopapain. Vollständiger Zellverlust mit geringfügiger Zellprolieferation (linker Bildrand)

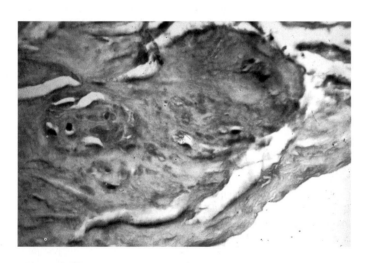

Abb. 3.2 b Nukleusgewebe Alzian-PAS Färbung 175 Tage nach Chemonukleolyse mit Chymopapain. Zellarme, verdichtete Matrix. Vollständiger Verlust an sauren Mukopolysacchariden (histologische Bilder von Dr. K. R. Greskötter).

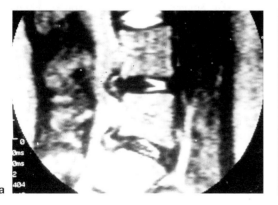
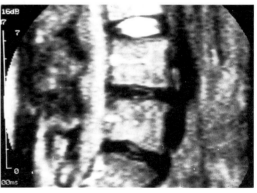

a   b

Abb. 3.3 a, b Seitliches MRT der Lendenwirbelsäule vor Chemonukleolyse (a). Die Kontrollaufnahme der Lendenwirbelsäule zeigt 12 Monate nach Chymoapapain Injektion in die Bandscheibenäume L4/5 und L5/S1 eine deutliche Abnahme der Bandscheibenhöhe bei vollständig zurückgebildeten Bandscheibenvorfällen.

bewertet. Sie bestimmten die Flexibilität für Flexion, Torsion und Seitneigung. Hierbei fand sich eine signifikante Zunahme bis zu 12 Wochen nach Chymopapain-Injektion für die Flexion und bis zu vier Wochen nach Chymopapain-Injektion für Torsion und laterale Biegung. Nach 26 Wochen lag ein deutlich signifikanter Unterschied der Flexibilität im Vergleich zur Kontrollgruppe nicht mehr vor. Die Autoren diskutieren zusätzlich zum Enukleationseffekt durch Dehydratation des Nukleus pulposus eine Beeinträchtigung der biomechanischen Eigenschaften des Anulus fibrosus, bedingt durch den auch hier nachgewiesenen Proteoglykan-Verlust mit Abnahme der Faserverspannung. Die histologischen Untersuchungen nach sechs Monaten zeigten einen Ersatz des Nukleusgewebes durch fibrotisches Material, so daß von den Autoren eine Regeneration des Nukleus pulposus abgelehnt wurde (Spencer und Miller 1985).

Kahanowitz und Mitarbeiter (1985) verglichen den Chymopapain-Effekt an Hundebandscheiben mit dem von Diskektomien, bei denen eine mechanische Ausräumung des Nukleus pulposus und der inneren Anulusanteile vorgenommen wurde. Die Bandscheibenhöhenveränderungen nach Chemonukleolyse und Diskektomie waren nicht signifikant unterschiedlich; jedoch zeigte sich ein deutlich eindrucksvolleres Instabilitätsmuster als nach Diskektomie. Die Chemonukleolyse verursachte einen Verlust an Steifigkeit unter Flexionsbelastung und unter mediolateraler Schubbelastung sowie unter Torsion. Im Gegensatz dazu führte die Diskektomie nur zu einer Abnahme der Steifigkeit unter Flexion bei normalen Werten für alle anderen Belastungsformen. Diese Untersuchungen führten wie die von Spencer und Miller (1985) ebenfalls zu der Schlußfolgerung, daß die Chemonukleolyse zu einer zusätzlichen Beeinträchtigung der Anuluseigenschaften führt und dadurch bedingt vorübergehend eine Instabilität entsteht, die über die Instabilität nach Diskektomie deutlich hinausgeht. Entzündungszellen wurden in histologischen Verlaufsuntersuchungen von Kahanowitz und Mitarbeitern nicht nachgewiesen. Sie folgerten daraus, daß die Rückenschmerzproblematik nach Chemonukleolyse im wesentlichen auf biomechanische Veränderungen zurückzuführen sei und eine Entzündungsreaktion als Ursache auszuschließen sei.

Zusammenfassend ist davon auszugehen, daß Chymopapain zur Proteoglykanzerstörung im Nukleus- und Anulusbereich führt. Hierdurch bedingt entsteht eine Instabilität des behandelten Segmentes durch signifikanten Steifigkeitsverlust der Bandscheibe für Biege- und Schubbelastungen. Dieser Effekt geht über die Auswirkung einer operativen Nukleusausräumung hinaus. Eine echte Regeneration der Proteoglykane findet nicht statt. Vielmehr bildet sich ein fibrotisches Ersatzgewebe, das dann zur Wiederverfestigung der Bandscheibe führt. Gleichzeitig wird ein Schrumpfungsprozeß des Bandscheibenvorfalls eingeleitet, der zwischen 6 und 12 Monaten sicher nachweisbar wird (Gentry et al. 1985, Boumphrey et al. 1987).

Im Gegensatz zu den vorherigen Untersuchungen datiert eine aktuelle Studie den Zeitpunkt der Prolapsschrumpfung durch Fibrosierung bereits zwischen 4 Wochen und 12 Wochen nach der Chymopapaininjektion (Kato et al. 1992).

> Die Chemonukleolyse führte im Tierversuch in den ersten Wochen zu einer signifikanten Zunahme der Instabilitätsparameter im behandelten Bewegungssegment. Diese Veränderungen waren ebenso wie die initiale Abnahme der Bandscheibenhöhe weitgehend reversibel. Die Bandscheibenhistologie zeigte jedoch einen narbigen Umbau des Nukleus pulposus.

3.2 Perkutane Nukleotomie

Bei der perkutanen Nukleotomie ist zwischen der manuellen und der automatisierten perkutanen Nukleotomie zu unterscheiden. Bei der manuellen perkutanen Nukleotomie wird, nachdem die Bandscheibe punktiert worden ist, der Zugang zur Bandscheibe über Dilatoren mit zunehmendem Durchmesser vergrößert, bis schließlich eine Arbeitskanüle in die Bandscheibe eingebracht werden kann. Durch diese können dann gerade oder abgewinkelte Faßzangen in die Bandscheibe eingeführt und Nukleus- aber auch loses Anulusgewebe entfernt werden. Der Eingriff kann über einen oder zwei Zugänge ausgeführt werden. Bei zwei Zugängen ist eine visuelle Kontrolle durch ein eingebrachtes Skop möglich und die Gewebeentnahme soll so gezielter erfolgen können.

Demgegenüber steht die automatisierte perkutane lumbale Nukleotomie (Automated Percutaneous Lumbar Discectomy, APLD). Hierbei wird ebenfalls zunächst die Bandscheibe punktiert und eine, wenn auch wesentlich dünnere, Führungskanüle eingebracht. Über diese Kanüle wird dann das Nukleotom® (2,4 oder 2,8 mm Durchmesser) eingeführt. An der Spitze des Nukleotoms befin-

det sich ein Schneideblatt, das das Bandscheibengewebe abtrennt, welches durch Unterdruck angesaugt wird. Bei den neueren Versionen ist eine Abwinklung der Spitze möglich und eine Optikfaser
integriert, so daß eine visuelle Kontrolle möglich
ist.

Bei der perkutanen Nukleotomie wird im wesentlichen Bandscheibengewebe aus dem Nukleus
entfernt. Auch wenn versucht wird die Führungskanüle möglichst dorsal zu plazieren, so wird dieses Bandscheibengewebe doch mehr oder minder
aus dem Bandscheibenzentrum, dem Nukleus pulposus, entnommen. Mit den neueren Entwicklungen, die eine bessere Ausräumung dorsal ermöglichen besteht noch keine klinische Erfahrung
an größeren Kollektiven.

Die Vorstellung über die Wirkung der perkutanen Nukleotomie bestand darin, daß eine Verminderung der Menge des Bandscheibengewebes, insbesondere des Nukleus pulposus, zu einem verringerten Bandscheibenbinnendruck und folglich geringerer Vorwölbung der geschlossenen Bandscheibe führen sollte. Dieser Theorie lag die Vorstellung zugrunde, daß die Spannung des hinteren
Längsbandes bei vermindertem Bandscheibendruck dazu führen würde, daß die Vorwölbung
sich verringert. Dem stehen jedoch biomechanische Untersuchungen gegenüber, die nach der Gewebeentnahme eine Verminderung der Bandscheibenhöhe und Vermehrung der Bandscheibenvorwölbung zeigten (Shea et al. 1994, Steffen et al.
1993, Castro et al. 1993). Für dieses Phänomen ist
die spezielle Konstruktion der Bandscheibe verantwortlich. Diese kann grob mit einem Druck-
stempel verglichen werden. Der Quelldruck des
Nukleus pulposus wirkt dabei in der Bandscheibe
als Druckzylinder, der in einer Buchse, die von
den Anulusfasern gebildet wird, die Deckplatten
auseinanderdrückt. Eine Verminderung des Nukleus pulposus Volumens führt somit zunächst zu
einem geringeren Quelldruck und einer geringeren
Vorspannung der Anulusfasern, die wiederum eine
verminderte Bandscheibenhöhe und eine weitere
Vorwölbung des Anulus bedingt. Als Einschränkung der Aussagefähigkeit der biomechanischen
Versuche ist jedoch anzumerken, daß diese an intakten Bandscheibensegmenten durchgeführt wurden (Abb. 3.4).

Die perkutane Nukleotomie wird jedoch bei
Bandscheiben angewandt, die eine lokalisierte An-
ulusläsion und -vorwölbung aufweisen. Dieses ist
ein Ort mit verminderter Druckresistenz. Die bei
solch einer Bandscheibe durchgeführte intradiskale Druckminderung über Entfernung von Nu-

kleus pulposus Gewebe könnte anders als bei der
Bandscheibe mit intaktem Anulus wirken. Eine
Reduzierung des intradiskalen Druckes mit ver-
mindertem Druck auf die Schwachstelle des Anu-
lus könnte dazu führen, daß hier eine verminderte
Bandscheibenvorwölbung resultiert (Abb. 3.4).

Bei der manuellen perkutanen Nukleotomie
wird über einen dorsolateralen Zugang durch
eine Arbeitskanüle mit speziellen Faßzangen
Gewebe entfernt. Bei der automatisierten perkutanen Nukleotomie (APLD) wird Bandscheibengewebe durch Unterdruck angesaugt und ab-
getrennt. Als Wirkmechanismus beider Verfahren wird eine Verminderung des Nukleus pulposus Gewebe mit Abnahme des Bandscheiben-
binnendruckes angenommen, der zu einer Reduzierung der Bandscheibenvorwölbung führen
soll. Dieses wiederum soll eine Druckentlastung
der Nervenwurzel bewirken.

3.2.1 Biomechanik der perkutanen Nukleotomie

Während bei der Chemonukleolyse der Wirkmechanismus theoretisch fundiert ist, zeigen die biomechanischen Untersuchungen nach perkutaner
Nukleotomie keine eindeutigen Hinweise auf den
klinisch postulierten Effekt der verringerten Bandscheibenvorwölbung.

Biomechanische Untersuchungen nach partieller oder totaler Diskektomie zeigten eine Abnahme der Bandscheibenhöhe und Zunahme der
Bandscheibenvorwölbung. So konnten Brinkmann
und Horst (1985) nachweisen, daß bei partieller
Diskektomie unter axialer Kompression eine Zunahme der Bandscheibenvorwölbung von 0,37 mm
bei einer mittleren Abnahme der Bandscheibenhöhe um 1,53 mm auftrat. Diese Untersuchungen
wurden durch weitere Versuche untermauert, die
zeigten, daß nach der konventionellen Diskektomie unter axialer Kompression oder Flexion eine
Zunahme der Vorwölbung der äußeren und inneren Anulusfasern auftrat (Castro et al. 1992, Seroussi et al. 1989).

In einem Finite Elemente Modell eines lumbalen Bewegungssegments untersuchten Goel und
Kim (1989) den Effekt der Nukleotomie und Diskektomie. Sie fanden ebenfalls eine Abnahme der
Bandscheibenhöhe und eine Vorwölbung der äußeren Anulusfasern ventral und lateral. Allerdings

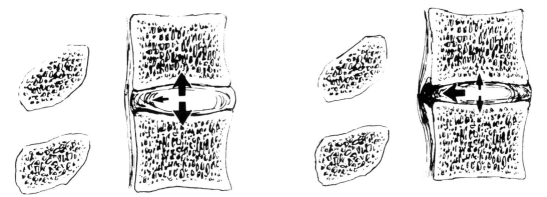

Abb. 3.4 a   Darstellung einer leicht degenerierten Bandscheibe (a) mit angrenzenden Wirbelkörpern. Die senkrechten Pfeile stellen den vom Nukleus pulposus erzeugten Druck dar, links vor rechts nach perkutaner Nukleotomie. Der zunächst hohe Quelldruck des Nukleus pulposus wurde durch die perkutane Nukleotomie vermindert, dadurch soll es zu einer Minderung der Bandscheibenhöhe und einem verstärkten dorsalen „Bulging" (größerer horizontaler Pfeil) kommen.

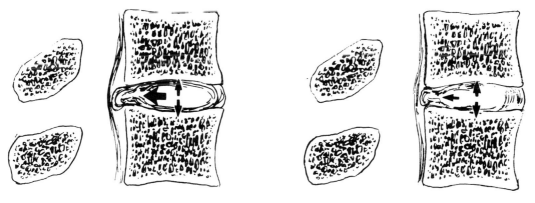

Abb. 3.4 b   Bandscheibe mit dorsaler Protrusion. Nach perkutaner Nukleotomie sinkt der Druck im Nukleus und somit der Druck auf die dorsalen Bandscheibenabschnitte, die Protrusion soll sich verringern. (stark vereinfachte schematische Darstellung).

beschrieben sie im Gegensatz zu den *in vitro* Untersuchungen eine Verminderung der Anulusvorwölbung dorsal.

Biomechanische Untersuchungen an der Bandscheibe können entsprechend der Art der Lastaufbringung in statische und dynamische Versuche eingeteilt werden. Sie analysierten die *in vitro* Effekte von Eingriffen an der Bandscheibe und ermöglichen eine Abschätzung der entstehenden Veränderungen des Bandscheibensegmentes. Hierbei kann jedoch nur die Situation unmittelbar nach dem Eingriff simuliert werden, da verständlicherweise die auftretenden Heilungs- und Reparationsvorgänge nicht erfaßt werden. Ein weiteres Problem der Übertragbarkeit auf *in vivo* Verhältnisse stellt die Tatsache dar, daß die Untersuchung von

Bandscheibenveränderungen in der Regel an intakten, gesunden Bandscheiben durchgeführt wird. Auch liegt bei einigen Studien das Alter der Bandscheibenpräparate oberhalb desjenigen, in dem Bandscheibenprotrusionen und -sequester gehäuft auftreten. Nahezu alle bis jetzt durchgeführten Untersuchungen lassen auch die Wirkung der Muskulatur unberücksichtigt.

3.2.1.1 Statische Untersuchungen

An 6 lumbalen Bewegungssegmenten L4/L5 wurde zunächst eine manuelle perkutane Nukleotomie und anschließend über eine posteriore Anulusinzision eine erweiterte Diskektomie durchgeführt (Steffen et al. 1992). Die Operationspräparate wurden mit dem jeweils intakten Präparat verglichen. Die Untersuchung erfolgte unter einer Basisstabilisierung der Präparate mit 230 N axialer Last. Darauf wurde ein Biegemoment von 0–15,5 Nm in Flexion und Extension aufgebracht. Ferner wurden die Präparate unter axialer Kompression von 0–1000 N untersucht. Bestimmt wurden das Bewegungsausmaß (ROM) und die neutrale Zone (NZ) als Stabilitätsparameter sowie der Drehpunkt. Die neutrale Zone ist als der Bereich definiert, bei dem die Bewegung des oberen Wirbelkörpers im Raum ohne nennenswerte Last erfolgt (Panjabi 1982). Je größer dieser Bereich ist, desto größer ist die Segmentinstabilität.

Die Menge an entnommenem Bandscheibengewebe nach APLD-Nukleotomie betrug 1,3 g. Dies führte zu einem Höhenverlust von 1,6 mm

unter 1000 N axialer Kompression im Vergleich zu 0,9 mm bei intakten Präparaten. Die Flexibilität, die als Gesamtbeweglichkeit (Extension und Flexion) bestimmt wurde, nahm von 8,8 ° auf 10,2 ° (+26 %) zu. Die neutrale Zone als Hinweis auf die Instabilität unter Flexion/Extension nahm um 46 % zu (Abb. 3.5).

Vergleicht man die biomechanischen Werte der perkutanen Nukleotomie mit der Diskektomie, bei der 3,1 g Bandscheibengewebe entnommen wurden, so waren diese bei der Diskektomie signifikant erhöht. Hier resultierte eine Höhenminderung von 3,1 mm und die Gesamtbeweglichkeit zeigte eine Zunahme auf 11,9 ° (+ 47 %). Die neutrale Zone stieg um 122 % an (Abb. 3.6).

Die *in vitro* nachgewiesene Bandscheibenhöhenminderung entspricht dem bei klinischen Untersuchungen beobachteten Befund mit vermin-

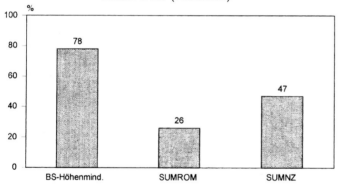

Abb. 3.5 Veränderungen der Bandscheibenhöhe, Flexibilität (Flexion/Extension) und Neutralen Zone bei APLD mit einer Entnahme von 1,3 g Bandscheibengewebe

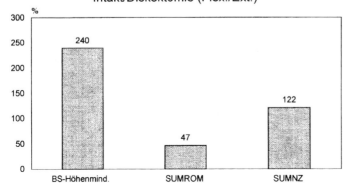

Abb. 3.6 Veränderungen der Bandscheibenhöhe, Flexibilität (Flexion/Extension) und Neutralen Zone bei Diskektomie mit einer Entnahme von 3,1 g Bandscheibengewebe

derter Bandscheibenhöhe im Anschluß an Diskektomien und perkutanen Nukleotomien. Hierbei scheint die entnommene Bandschcibcnmenge mit der Höhenminderung zu korrelieren (Shea et al. 1994, Brinkmann u. Grooteboer 1992). Weiter bestehende lokale Lumbalsyndrome nach Diskektomien wurden auf die sekundäre Segmentinstabilität zurückgeführt (Spengler 1982, Spurling 1949). Die Zunahme der Segmentinstabilität konnte in der vorliegenden Untersuchung nachgewiesen werden. Sie war jedoch für die perkutane Nukleotomie im Vergleich zur Diskektomie signifikant geringer. Hieraus kann abgeleitet werden, daß die Rehabilitation nach perkutaner Nukleotomie schneller als nach Diskektomie über eine muskuläre Stabilisierung und ggf. unter Zuhilfenahme einer Orthese zur vollen Belastungsfähigkeit führt. Nach 3 Monaten jedoch sollte auch bei der Diskektomie eine volle Belastungsfähigkeit gegeben sein, da zu diesem Zeitpunkt in klinisch-radiologischen Untersuchungen mit Hilfe von Funktionsaufnahmen keine Instabilität mehr nachweisbar war (Tibrewal 1985).

> Die Höhenminderung nach perkutaner Nukleotomie ist deutlich geringer als nach konventioneller Diskektomie (0,7 mm - 2,2 mm). Die neutrale Zone als Instabilitätsparameter beträgt bei der perkutanen Nukleotomie nur ca. 40 % derjenigen der Diskektomie. Die unerwünschten biomechanischen Veränderungen mit Zunahme der Segmentflexibilität und Höhenminderung durch die perkutane Nukleotomie sind signifikant geringer als die der Diskektomie.

3.2.1.2 Dynamische Untersuchungen

Von Shea und Mitarbeitern (1994) wurden 24 lumbale Bandscheibensegmente L4/L5 oder L3/L4 (mittleres Alter 46 Jahre), bei denen die posterioren Elemente entfernt waren, nach automatisierter perkutaner Nukleotomie oder konventioneller Diskektomie untersucht. An diesen Präparaten wurden der intradiskale Druck, die Bandscheibenhöhe, die Steifigkeit sowie die anteriore und posterolaterale Bandscheibenvorwölbung unter 20–900 N axialer Belastung bei 0,5 Hz über 5 Zyklen gemessen. Bei der automatisierten perkutanen Nukleotomie wurden zunächst die Daten für das intakte Segment bestimmt. Anschließend wurden nach jeweils 10 Minuten bis zu einer Gesamtzeit von 40 Minuten die Versuchsparameter gemessen. Bei der Diskektomie erfolgten Messungen am intakten Präparat und nach dem Eingriff.

Nach 10 Minuten APLD waren durchschnittlich 1,27 g in Kochsalzlösung getränktes Bandscheibengewebe entnommen, die 0,54 g frischem Bandscheibengewebe entsprechen. Nach 40 Minuten betrugen diese Mengen 3,86 g bzw. 1,6 g. Der intradiskale Druck sank hierbei nach 10 Minuten ohne Belastung von initial 96 kPA um 57 % und unter 900 N Belastung von 753 kPA um 11 %. Nach 40 Minuten betrug die gesamte Druckreduzierung 64 % bei 0 N und 16 % bei 900 N axialer Belastung (Abb. 3.7). Die Bandscheibenhöhe sank hierbei nach 10 Minuten unter 0 N Belastung um 0,2 mm und bei maximaler Belastung um 0,4 mm (4,7 %; p<0,05). Nach 40 Minuten betrug die Höhenminderung unter Nullast 0,3 mm (3,2 %; p<0,05) und bei maximaler Belastung 0,5 mm (0,78 %).

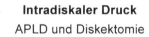

Intradiskaler Druck
APLD und Diskektomie

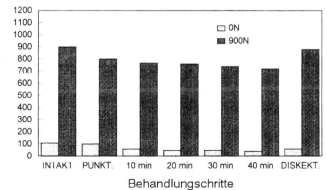

Abb. 3.7 Intradiskaler Druck der intakten und punktierten Bandscheibe sowie nach verschiedenen APLD Zeiten und konventioneller Diskektomie

Die Bandscheibenvorwölbung änderte sich nach 10 Minuten nicht signifikant. Nach 40 Minuten APLD kam es ventral zu einem Ansteigen der Bandscheibenvorwölbung um 0,8 mm (p < 0,05) bei 0 N und um 0,4 mm unter 900 N Belastung. Posterolateral fand sich unter 0 N ein Anstieg der Bandscheibenvorwölbung um 0,3 mm und bei 900 N ebenfalls um 0,3 mm. Die Kompressionssteifigkeit vor und nach APLD war nicht signifikant unterschiedlich. Vergleicht man diese Werte mit denjenigen für die konventionelle Diskektomie, bei der 1,2 g Bandscheibengewebe entnommen wurden, so findet sich eine Abnahme des intradiskalen Drucks von initial 93 kPA um 57 % unter 0 N Belastung. Der intradiskale Druck unter 900 N Belastung betrug vor Diskektomie 909 kPA und sank nach Diskektomie um 19 %. Hierunter kam es zu einer Bandscheibenhöhenminderung um 0,4 mm (3,9 %; p < 0,05) unter 0 N und um 0,4 mm (7,4 %, p < 0,05) unter 900 N Belastung. Die Bandscheibenvorwölbung war nach Diskektomie anterior um 39 % (0,3 mm) und posterolateral auf der Diskektomieseite um 58 % (0,4 mm) und auf der kontralateralen Seite um 31 % (0,2 mm) angestiegen. Die Steifigkeit war ebenso wie bei der automatisierten perkutanen Nukleotomie nicht signifikant unterschiedlich.

Die hier bei der perkutanen Diskektomie entnommenen Gewebemengen entsprechen denjenigen, die bei klinischen Untersuchungen (1,5–1,9 g) nach APLD beschrieben wurden (Graham 1989, Hijikata 1989, Kambin und Schaffer 1989). Diese Entnahme führte zu einem signifkanten Abfall des intradiskalen Druckes, zeigte jedoch auch eine signifikante Abnahme der Bandscheibenhöhe und einen signifikanten Anstieg der Bandscheibenvorwölbung. Nach der Entnahme von nur 0,54 g Bandscheibengewebe konnte bereits nach 10 Minuten ein signifikanter Abfall des intradiskalen Druckes gemessen werden. Hier lagen jedoch noch keine negativen Effekte im Sinne einer Bandscheibenhöhenminderung oder verstärkten Bandscheibenvorwölbung vor. Wird die Reduzierung des intradiskalen Druckes als der wesentliche Wirkungsmechanismus bei der perkutanen Nukleotomie angesehen, so sollte eine Behandlungszeit von 10 Minuten ausreichend sein, wobei allerdings Hijikata (1989) anhand von klinischen Studien eine Wirksamkeit der Methode erst ab 1,3 g annimmt.

Vergleicht man die Minderung der Bandscheibenhöhe nach APLD und konventioneller Diskektomie, so besteht kein signifikanter Unterschied. Die Bandscheibenvorwölbung war jedoch bei der konventionellen Diskektomie für alle drei Meßpunkte signifikant erhöht, während bei der APLD nach 40 Minuten bei 900 N Belastung keine signifikante Erhöhung der Bandscheibenvorwölbung auftrat.

Trotzdem sind die biomechanischen Effekte der APLD über 40 Minuten mit denen der konventionellen Diskektomie vergleichbar, wenn auch beachtet werden muß, daß trotz geringerer Gewebeentnahme bei der Diskektomie (1,2 g) eine verstärkte Bandscheibenvorwölbung im Vergleich zur perkutanen Nukleotomie (1,6 g) auftrat.

Nach 10 Minuten APLD tritt eine signifikante Verminderung des Bandscheibeninnendruckes ohne signifikante Höhenminderung oder verstärkte Bandscheibenvorwölbung auf.
Nach 40 Minuten APLD entspricht die Senkung des intradiskalen Druckes und die Höhenminderung der Diskektomie. Die Diskektomie zeigt jedoch zusätzlich noch eine signifikant erhöhte posterolaterale und anteriore Bandscheibenvorwölbung.

3.3 Laser Dekompression

Das Wort Laser ist ein Akronym, welches aus den Anfangsbuchstaben folgender Begriffe zusammengesetzt ist:

    Light
    Amplification by
    Stimulated
    Emission of
    Radiation

Der Begriff Laser bezeichnet das Gerät, das den Vorgang der induzierten Emission erzeugen kann. Die hierbei freigesetzte elektromagnetische Strahlung (Photonen) kann in Wärme oder in mechanische Stöße überführt werden.

Die physikalische Grundlage des Lasers ist somit die Aussendung elektromagnetischer Wellen. Elektromagnetische Strahlung kann erzeugt werden, wenn Atome zunächst Energie aufnehmen, die diese dann wieder abstrahlen können. Die Energie kann dem Atom u. a. in Form von elektromagnetischen Wellen zugeführt werden. Hierbei werden die Elektronen des Atoms auf das energetisch höhere Niveau gebracht. Dieser energiereiche Zustand des Atoms ist jedoch instabil, so daß das Atom unter Freisetzung der zuvor aufgenommen Anregungsenergie wieder in seinen stabilen, energetisch niedrigeren Grundzustand übergeht.

Die Freisetzung der Energie kann hierbei durch Freisetzung elektromagnetischer Strahlen über Photonen erfolgen (Berlien, Müller 1989).

Kommt es jedoch statt der spontanen Emission, wie die oben beschriebene Energieabgabe bezeichnet wird, zum Auftreffen eines Photons mit der identischen Energie auf das angeregte Atom, so zerfällt dieses in das Atom mit stabilem, energetisch niedrigerem Grundzustand, und ein weiteres Photon der identischen Energie, wie das auftreffende. So kommt es zur Bildung von zwei Photonen mit identischer Energie, Richtung und gleicher zeitlicher sowie räumlicher Phase. Hierbei entsteht die wichtige Photonen-Lawine 1P. $\rightarrow$ 2P. $\rightarrow$ 4P. $\rightarrow$ 2^nP. Diese Photonen weisen eine Kohärenz auf, die die Grundbedingung für die Funktionsweise des Lasers darstellt.

Um die Photonenemission zu erhöhen werden sie zwischen zwei Spiegeln, von denen der eine total reflektierend und der andere teildurchlässig ist, geleitet. Über eine Rückkoppelung wird eine induzierte Emission mit einer hohen Gesamtverstärkung geschaffen. Die Spiegelwirkung beruht darauf, daß die Photonen lange im Laser bleiben und ihn nicht sofort verlassen. Über die Länge des Laserresonators wird dann die Wellenlänge bestimmt.

Als Lasermedien können verwandt werden:

1. das freie Elektron im elektromagnetischen Hochfrequenzfeld
2. atomare und molekulare Gase sowie Plasmen, Flüssigkeiten, Halbleiterelemente, Festkörper (Kristalle oder Gläser, die mit Metallatomen oder seltenen Erden dotiert sind).

Die Energie wird hierbei über verschiedene Mechanismen zugefügt. Diese können eine Gasentladung, eine chemische Reaktion, elektromagnetische Strahlung im hochfrequenten oder optischen Bereich sowie die Anregung mit elektrischem Strom sein (Grothues-Spork et al. 1991).

Die Laserstrahlung, die von einem Laserresonator ausgesandt wird hat drei wichtige Merkmale:

1. **Kohärenz,**
   alle Wellenzüge weisen die gleiche Phase in Bezug auf Zeit und Raum zueinander auf.
2. **Kolimation,**
   die Laserstrahlung ist gebündelt, d. h. die Strahlen verlaufen nahezu parallel zueinander. Auch in größerem Abstand kommt es so zu einer nur geringen Zunahme des Laserquerschnitts.

3. **Monochromasie,**
   alle Wellenzüge weisen die gleiche Wellenlänge, Frequenz sowie Energie auf.

Die Berechnung der Leistungsdichte eines Lasers erfolgt durch die Laserstrahlleistung dividiert durch den Strahlenquerschnitt. Die Leistungsdichte kann durch die Betriebsart des Lasers beeinflußt werden. Neben der kontinuierlichen Energieabgabe kann auch eine Taktung, bei der die Energieabgabe des Laserstrahls nur unterbrochen wird ohne daß eine Energieansammlung erfolgt, benutzt werden. Die maximale Energie wird bei der Taktung nicht erhöht. Demgegenüber stehen die gepulsten Laser, bei denen eine hohe Energie über eine kurze Zeit abgegeben wird, da eine Energieansammlung in der Pausenzeit erfolgt.

Entsprechend der vom Laser ausgesandten Wellenlänge können verschiedene Laserarten unterschieden werden. Für die Bandscheibe werden der Neodym-YAG-Laser, der Holmium-YAG-Laser sowie der Excimer-Laser verwandt. Der Neodym-YAG-Laser mit der 1064 Nanometer Wellenlänge wurde bis jetzt bevorzugt. Über die thermische Wirkung kommt es zu einer Vaporisation oder Karbonisation des Bandscheibengewebes. Der Neodym-YAG-Laser hat jedoch eine Eindringtiefe von 5–10 mm und führt zu einer tiefreichenden Erwärmung des Bandscheibengewebes (Grothues-Spork 1991). Siebert und Mitarbeiter (1991) haben den Temperaturverlauf in der Bandscheibe gemessen und konnten bei einem Einzelimpuls von 40 Watt und einer Sekunde Impulsdauer im direkten Umfeld der Nadelspitze eine Temperaturerhöhung um 33 °C über die Körpertemperatur nachweisen. In 4 mm Entfernung betrug diese jedoch nur noch 12 °C.

Aufgrund des Vorteils einer geringeren thermischen Wirkung um die Laserspitze wird zur Zeit der Holmium-YAG-Laser an der Bandscheibe zunehmend häufiger eingesetzt. Der Holmium-YAG-Laser kann dabei entsprechend der bei dem Neodym-YAG-Laser angewandten Technik eingesetzt werden. Die Wellenlänge beträgt 2040 Nanometer und die Wirkung wird ebenfalls über Vaporisation oder Karbonisation entfaltet. Der Holmium-YAG-Laser entsendet zusätzlich eine Stoßwelle, deren Wirkung jedoch noch zu untersuchen ist.

Der Excimer-Laser wird in Wellenlängen von 157–351 Nanometern hergestellt. Die in der Bandscheibenchirurgie im wesentlichen eingesetzte Wellenlänge beträgt 308 Nanometer. Die hochenergetische Strahlung des Excimer-Lasers führt zur photoablativen Dekomposition des bestrahlten

Gewebes (Srinivasan 1986). Bei der Photoablation werden über hohe Energieflußdichten chemische Bindungen aufgebrochen und die atomaren und niedermolekularen Bruchstücke im gasförmigen Zustand entfernt. Der Prozeß der Photoablation ist im wesentlichen athermisch. Die Abtragtiefe beträgt 1–10 Mikrometer. Dies ist auch der wesentliche Nachteil beim Einsatz in der Bandscheibe, da hier ohne zusätzlichen vorherigen mechanischen Gewebeabtrag sehr lange Bearbeitungszeiten resultieren würden (Leu u. Schreiber 1990).

Der CO_2-Laser, der für die Anwendung an der Bandscheibe nur von historischem Interesse ist, wird mit einer Wellenlänge von 1060 nm bzw. 960 nm angewandt. Hierbei steht ebenfalls die thermische Wirkung im Vordergrund. Nachteile des CO_2-Lasers sind jedoch, daß dieser nur in einem gasförmigen Medium angewandt werden kann und über starre Spiegelsysteme appliziert werden muß. Die Anwendung in der arthroskopischen Gelenkchirurgie, die eine der wichtigsten orthopädischen Indikationsbereiche darstellt, ist somit stark eingeschränkt, da sie vorwiegend mit Flüssigkeiten durchgeführt wird. Ein Problem stellt hierbei auch die Rauchgasentwicklung bei dem Auslösen des Gewebeeffekts dar, die zu einer Druckerhöhung in der Bandscheibe und zeitweiliger Verstärkung der Schmerzsymptomatik führt. Es muß daher dafür gesorgt sein, daß das Gas während des Betriebs aus der Bandscheibe abgesaugt werden kann. Der CO_2-Laser hat nur eine geringe Eindringtiefe von 1/20 mm, führt jedoch dadurch zu einer hohen Abtragrate, daß sehr schnell Temperaturen von über 300° C erreicht werden, die zu einer Vaporisation oder Karbonisation des Gewebes führen.

Beim Auftreffen des Laserstrahls auf das Gewebe kann es zur Remission, Absorption oder Transmission der Strahlung kommen. Ein Teil der Strahlung wird immer von der Oberfläche reflektiert. Die restliche Strahlung bewirkt in Abhängigkeit von der jeweiligen Wellenlänge bei niedrigen Leistungsdichten und langen Expositionszeiten photochemische Effekte, bei höheren Leistungsdichten mit kürzeren Einwirkzeiten thermische Effekte. Die dabei auftretende Gewebewirkung ist abhängig von der jeweiligen Laserstrahlung, die durch ihre Wellenlänge, Energiedichte, Bestrahlungsdauer und Wiederholungsrate bestimmt wird. Ferner wird die Wirkung von den Materialeigenschaften des Gewebes, der Dichte, dem Absorptionskoeffizienten sowie der Streuung mit beeinflußt.

Die Umwandlung der elektromagnetischen Energie in thermische geschieht, indem der Laserstrahl an ein Chromophor ankoppelt und absorbiert wird. Durch die Absorption wird die Lichtenergie in Wärme umgewandelt und es kommt zum Temperaturanstieg. Diese thermische Energie wiederum kann zum Schneiden, Koagulieren oder Vaporisieren des Gewebes benutzt werden. Die thermischen Eigenschaften des Gewebes werden durch 3 wesentliche Faktoren bestimmt: Wärmeleitfähigkeit, Fähigkeit zur Wärmespeicherung und Wärmeabtransport über den Blutweg oder durch externe Kühlung.

Bei der rein thermischen Laserwirkung ist der Effekt von der erreichten Temperatur abhängig. Bis ca. 45° C und kurzer Einwirkungsdauer kommt es zu keinen irreversiblen Schäden. Ab einer Temperatur von ca. 60 °C beginnt die Koagulation und über 300 °C werden die Gewebe verdampft. Dies ist der Temperaturbereich, in dem die Laser einen Schneideffekt aufweisen (Tab. 3.1).

Tabelle 3.1   Temperaturwirkung an biologischem Gewebe (nach Helfmann und Brodzinski 1989).

Temperatur:	Gewebeeffekte:
37 °C	keine Gewebeeffekte
40–45 °C	Enzyminduktion, Ödemausbildung, Membranauflockerung, bei längerer Dauer Zelltod. Es kommt zu keinen optischen oder mechanischen Veränderungen des Gewebes.
60–65 °C	Denaturierung des Eiweiß, Beginn der Koagulation und Auftreten von Gewebsnekrosen. Es kommt zu einer weiß-grauen Verfärbung des Gewebes und einer erhöhten Streuung, ferner ist das Gewebe aufgelockert.
80 °C	Es tritt eine Kollagendenaturierung auf, ferner werden Effekte in der Zellmembran beobachtet.
90–100 °C	Das Gewebe trocknet aus. Es kommt zu einer konstanten Streuung, das Gewebe schrumpft und die Flüssigkeit nimmt ab.
über 150 °C	Karbonisierung des Gewebes. Es tritt eine schwarze Verfärbung mit erhöhter Absorption auf, es liegt eine starke mechanische Zerstörung des Gewebes vor.
über 300 °C	Verdampfen und Verbrennen des Gewebes. Es tritt Rauch und Gasentwicklung auf, das Gewebe wird abgetragen.

Die Wirkung des Lasers beruht auf der Energie-übertragung durch elektromagnetische Wellen. Die Laserstrahlung entsteht beim Auftreffen von Photonen auf angeregte Atome. Durch das Auftreffen eines Photons kommt es zur Heraus-lösung eines zweiten mit identischer Energie-richtung und gleicher zeitlicher sowie räumli-cher Phase. Dies charakterisiert die wichtigen Merkmale der Laserstrahlung: Kohärenz, Koli-mation und Monochromasie.

Laser können kontinuierlich oder getaktet (mit Unterbrechung) Energie abgeben. Bei den ge-pulsten Lasern wird in dem freien Intervall Energie angesammelt und im Impuls freigesetzt. Die verschiedenen Laserarten werden nach ihrer Bauart und ihrem Medium unterschieden. Sie können zusätzlich nach ihrer Wellenlänge unter-teilt werden. Es kommt bei niedrigeren Lei-stungsdichten und langen Expositionszeiten zu photochemischen Effekten, während bei höhe-ren Leistungsdichten mit kürzeren Einwirkzei-ten thermische Effekte auftreten.

3.3.1 Biomechanik der Laserdekompression

Die ersten biomechanischen Untersuchungen zur intradiskalen Laseranwendung konzentrierten sich auf Veränderungen des intradiskalen Drucks. Yone-zawa und Mitarb. (1990) führten an Kaninchen eine Laserdekompression (Neodym-YAG 1,064 µm) mit 300–360 J Gesamtenergie durch. Die Tiere wurden nach 2 und 6 Wochen sowie nach 6 Mona-ten getötet. Der intradiskale Druck war über den gesamten Zeitraum signifikant verringert und

zeigte auch nach 6 Monaten nur einen geringfügi-gen Wiederanstieg. Der Nukleus pulposus war vollständig durch Narbengewebe ersetzt. Choy und Mitarb. (1992) führten Untersuchungen an menschlichen Wirbelsäulenpräparaten durch. Sie fanden eine signifikante Abnahme des Drucks nach Applikation von 1000 J eines Neodym-YAG-Lasers. Der Druckabfall betrug 40 % im Vergleich zum Kontrollkollektiv. Quigley und Mitarb. (1994) modifizierten die intradiskale Druckmessung. Sie setzten eine arterielle Druckmeßsonde unter ei-nem konstanten Flüssigkeitsstrom von 1 ml/min. ein und definierten so einen neuen Parameter (disc elastance; mm Hg/ml). Die Untersuchungen an Schweinebandscheibenpräparaten erlaubten einen Vergleich der Laserdekompression mit verschiede-nen Laserarten und der APLD. Einheitlich in allen Gruppen zeigten die Druckkurven in Abhängigkeit von der Energie bzw. Entnahmemenge einen Pla-teaueffekt ohne weiteren Druckabfall. Der Pla-teaueffekt trat nach 1000 J Neodym-YAG und Holmium-YAG Applikation auf. Beim Vergleich verschiedener Energiestufen des Neodym-YAG (5 W, 10 W u. 20 W) war die Anwendung von 10 W × 100 sec am effektivsten. Der Druckabfall nach Neodym-YAG Anwendung war vergleichbar mit dem Effekt der APLD, während die Holmium-YAG Anwedung einen geringeren Effekt aufwies.

In eigenen Untersuchungen (Steffen et al. 1993) an menschlichen Bandscheibenpräparaten wurden die Veränderungen der Bandscheibenhöhe, der Be-weglichkeit (Flexibilität) und der Instabilität (Neutrale Zone) nach Laser Anwendung (Neo-dym-YAG 1,064 µm) bestimmt. Die Bandschei-benhöhe zeigte nach 1500 J und 3000 J keine signi-fikante Veränderung (Abb. 3.8). Dies steht im Ge-

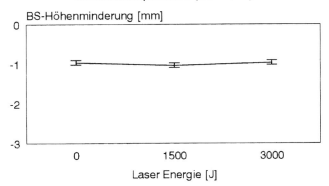

Biomechanische Veränderungen

Laserdekompression (BS-Höhe)

Abb. 3.8 Veränderungen der Bandscheibenhöhe bei Laserde-kompression (Neodym-YAG 1,064 µm) mit 1500 J und 3000 J.

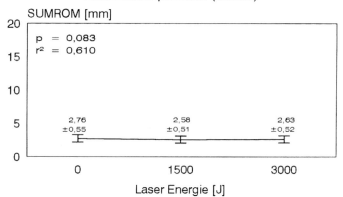

Biomechanische Veränderungen

Laserdekompression (Schub)

SUMROM [mm]

p = 0,083
r² = 0,610

2,76   2,58   2,63
±0,55   ±0,51   ±0,52

0   1500   3000

Laser Energie [J]

Abb. 3.9 Veränderungen der anterioren/posterioren Translation (Schub) bei Laserdekompression (Neodym-YAG 1,064 µm) mit 1500 J und 3000 J.

gensatz zu den bereits dargestellten signifikante Veränderungen nach APLD. Flexibilität und Neutrale Zone für Extension/Flexion, Seitneigung und Rotation wiesen eine geringfügige Zunahme auf. Im Gegensatz dazu zeigte sich unter Schubbelastung eine Abnahme der Translation, so daß hier ein gewisser Stabilisierungseffekt zu diskutieren ist (Abb. 3.9).

> Die Laserdekompression führt zu einer Senkung des intradiskalen Drucks. Das Ausmaß des Druckabfalls weißt nach einer Gesamtenergie von 1000 J einen Plateaueffekt auf. Eine Höhenminderung der Bandscheibe tritt nicht auf. Eine Stabilitätszunahme konnte nur unter Schubbelastung nachgewiesen werden.

3.3.2 Vorsichtsmaßnahmen

Je nach Laserart und Energie können die Laserstrahlen zu mehr oder minder starker Schädigung bei unkontrollierter, unsachgemäßer Anwendung führen.

Die Gefahr der Laserstrahlung ist besonders für das ungeschützte Auge sehr groß. Hier kann es je nach Laserart und Energieleistung zu mehr oder minder starker Schädigung der Sehzellen und Nerven des Auges kommen, die bis zur vollständigen Erblindung führen kann. Während der Laseranwendung ist daher eine Laserschutzbrille zu tragen. Diese muß auf die Wellenlänge des entsprechenden Gerätes abgestimmt sein, d. h. eine nur für einen CO_2-Laser geeignete Laserschutzbrille ist bei einem Neodym-YAG-Laser unwirksam. Es gibt je-

doch auch Kombinationsbrillen, die mehrere Wellenlängen abdecken. Vor Inbetriebnahme des Gerätes sollte daher unbedingt immer geprüft werden, ob Laserschutzbrillen mit der entsprechenden Wellenlänge vorhanden sind, die einen optimalen Schutz des Auges gewährleisten.

> Benutzung des Lasers nur mit einer Laserschutzbrille, die für die entsprechende Wellenlänge geeignet ist.

3.4 Diskografie

Die Diskografie zur Darstellung der Bandscheibe geht auf Schmorl und Lindblom zurück. Schmorl (1929) setzte erstmals Kontrastmittel zur röntgenologischen Darstellung der Bandscheiben bei *in vitro* Untersuchungen ein. Lindblom (1948) nutzte diese Untersuchungstechnik zur Diagnostik der Ischialgie. Er forderte eine zentrale Plazierung der Nadelspitze zur sicheren Nukleusinstillation und beschrieb die Schmerzreproduktion durch Injektion in die symptomatische Bandscheibe. Mit der Entwicklung moderner Kontrastmittel zur Myelografie und später des CT und MRT trat die Diskografie zunächst wieder in den Hintergrund, erlebte jedoch eine Renaissance nach Einführung der Chemonukleolyse, die vor der Injektion eine Diskografie zwingend erforderlich machte.

Die diagnostische Bedeutung dieser Untersuchungstechnik wird nach wie vor kontrovers diskutiert, zurückgehend auf die Untersuchungen von Holt (1968) und Yasuma und Mitarbeiter (1988) mit einer hohen falschpositiven Befundrate bei asymptomatischen Patienten. Aktuellere Untersuchungen von Walsh und Mitarbeitern (1990) konnten jedoch erneut eine sichere Aussagekraft der Diskografie in einer kontrollierten Studie herausarbeiten. In Kombination mit einem Computertomogramm der betroffenen Bandscheibe (Disko-CT) kann die Anulus- und Nukleus-Struktur der Bandscheibe untersucht werden, wobei vergleichbare Informationen durch keine andere Untersuchungsmethode zur Zeit erbracht werden können (Sachs et al. 1987, Simmons u. Segill 1975).

Nachdem zunächst die Diskografie über einen transduralen Zugang durchgeführt wurde, machte die Chemonukleolyse den lateralen streng extraduralen Zugang erforderlich (Abb. 1.2). Dieser hat sich auch seitdem weitgehend für die rein diagnostische Diskografie durchgesetzt. Um eine sichere Aussagekraft der Diskografie zu gewährleisten darf die Nadel nicht im Anulusbereich oder im Bereich der knorpeligen Grund- und Deckplatte plaziert sein.

Die Kriterien zur Interpretation der Diskografie beinhalten das injizierbare Volumen, den Auffüllungsdruck, die Schmerzreproduktion und das röntgenologische Erscheinungsbild (Abb. 3.10). Die Injektion einer normalen „gesunden" Bandscheibe ist in der Regel schmerzlos, wenn eine extreme Auffüllung der Bandscheibe, sprich Distension, vermieden wird. Atypische, dem Patienten nicht bekannte Schmerzen können bei Bandscheibendegeneration auftreten. Typische Reproduktion des bekannten Schmerzbildes des Patienten oder auch das Fehlen der Schmerzreproduktion ist neben der radiografischen Darstellung der Bandscheibe die wichtigste Aussage der Diskografie. Druckmeßsonden zur Bestimmung des maximalen Injektionsdruckes haben sich nicht durchgesetzt, werden aber weiter in Pilotstudien eingesetzt.

Eine nicht degenerierte Bandscheibe hat gewöhnlich einen festen Injektionsendpunkt, an dem kein weiteres Volumen mehr eingebracht werden kann. In der Regel nimmt eine nicht veränderte lumbale Bandscheibe 1 ml Volumen (0,5 - 2 ml) auf. Mit zunehmender Bandscheibendegeneration oder beim Vorliegen eines Bandscheibenvorfalles nimmt das injizierbare Volumen zu.

Eine normale Bandscheibe zeigt das Bild einer zentralen Kontrastmittelanfüllung (Cotton-ball Konfiguration) entsprechend dem Nukleus pulposus, die manchmal geteilt sein kann im Sinne einer Sandwich-Struktur (Abb. 3.11). Bei Vorliegen der Bandscheibendegeneration findet sich keine abgegrenzte Kontrastmitteldarstellung mehr, der Grenzbereich Anulus-Nukleus wird von Kontrast-

mittel durchbrochen, häufig mit Vorwölbungen oder epiduralem Kontrastmitteldepot. So kann auch ein Bandscheibenvorfall angefärbt werden. Erlacher (1952) beschrieb ein erstes Klassifikationsschema zur Interpretation der Diskografie (Abb. 3.12).

Eine Kombination aus Diskografie und Computertomografie das sogenannte Disko-CT wurde von Angtuaco und Mitarbeiter (1984) zum Nachweis eines lateralen Bandscheibenvorfalls beschrieben. Edwards und Mitarbeiter (1987) fanden deutlich bessere Chemonukleolyse-Behandlungsergebnisse bei Patienten, bei denen ein Disko-CT eine Kontrastanreicherung des Bandscheibenvorfalls zeigte.

Klinisch sinnvoll erscheint die Diskografie zur:
– Absicherung der Diagnose eines lateralen Bandscheibenvorfalls
– Darstellung und Bewertung eines sogenannten inneren Bandscheibenvorfalls („Bulging Disk")
– Bewertung der klinischen Relevanz von Bandscheibenvorfällen in mehreren Etagen
– Abgrenzung zwischen Nervenwurzelanomalien und Bandscheibenvorfall
– Untersuchung von „Postdiskektomie-Syndrompatienten"
– Differenzierung der Bandscheibenläsion zwischen Protrusion, subligamentärer Sequestrierung und freier Sequestrierung.

Die Wertigkeit der Diskografie allein im Vergleich zum Disko-CT wurde von Bernhard (1990) in einer umfangreichen Studie untersucht. Zwei unabhängige Radiologen schätzten das Ergebnis der Diskografie in 84 Prozent der Fälle als nützlich und hilfreich ein, während sie das zusätzliche Disko-CT in 42 Prozent als diagnostisch wertvoll erachteten. Somit erscheint der grundsätzliche Ersatz der Diskografie durch das Disko-CT nicht gerechtfertigt

Als Komplikationen der Diskografie werden retroperitoneale Hämatome und Bandscheibeninfektionen genannt. Die Infektionsrate wird in verschiedenen Studien unter 1 Prozent angegeben (Fraser et al. 1987). Jedoch ist diesem Umstand bei der Durchführung der Diskografie durch Einhaltung streng aseptischer Kautelen Rechnung zu tragen. Eine unkorrekte Nadellage kann zu einer subarachnoidalen Injektion oder einer Nervenwurzelinjektion führen, die in der Regel ohne Konsequenzen bleibt, solange nur Kontrastmittel injiziert wird. Durch wiederholte Diskografien konnte nachgewiesen werden, daß die Kontrastmittelin-

Diskografie Diskografie/CT Auswertungsbogen

Patientendaten:

Name:	Vorname:	geb.:

Untersucher:

Fragestellung:

Diskografie

Kontrastmittelpräparat: Kontrastmittel-Volumen: ml
Injektionswiderstand: 1. keiner   2. gering   3. stark
Schmerzprovokation: 1. keine   2. identisch   3. ähnlich   4. atypisch
Schmerzintensität: (0 = keine, 10 = unerträglich)

Diskografiebefund/lat. Röntgenbild

0 - keine Degeneration	1 - Risse	2 - leichte Degeneration	
3 - schwere Degeneration	4 - Protrusion	5 - Prolaps	
6 - freie Sequester	7 - aufgebrauchte BS	8 - knöchern durchbaute BS	

Diskografiebefund/a.p. Röntgenbild

0 - keine Degeneration
1 - leichte Degeneration
2 - schwere Degeneration

Kommentar:

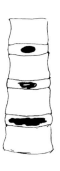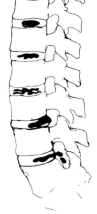

Diskografie/CT

Degenerationsgrade: - basierend auf dem KM-Füllungszustand des
                       Nukleus und Anulus im axialen Bild

KM-Füllung:

A - zentrale Füllung	B - lokale (<10%)	C - teilweise (<50%)	D - total (>50%)

KM-Lokalisation:

0 - anterior	1 - posterior	2 - lateral	3 - posterolateral	4 - rechts	5 - links

Anuluspathologie:

0 - keine	1 - Fissuren	2 - Protrusion	3 - Prolaps	4 - freier Sequester

Kommentar:

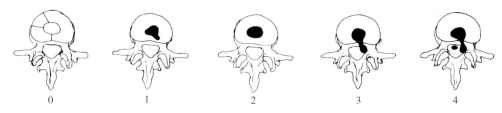

Abb. 3.10   Musterbogen zur Dokumentation der Diskografiebefunde

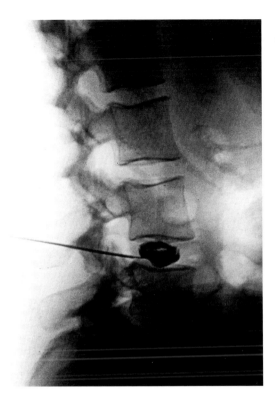

Abb. 3.11 Normales Diskogramm einer Bandscheibe (Cotton ball Konfiguration)

jektion keine sekundäre Schädigung einer normalen Bandscheibe bewirkt (Collis u. Gardner 1962, Millette et al. 1982, Wiley et al. 1968).

Die Lagerung zur Diskografie erfolgt wie bei der Chemonukleolyse in Seitenlage (s. Kapitel 6.1.3). Die weitere Injektionstechnik wird ebenfalls entsprechend derjenigen bei der Chemonukleolyse durchgeführt.

An Materialien werden für die Diskografie benötigt:

Eine 18 und 22 Gauge Nadel mit Mandrin, 10 ml Lokalanästhetikum, 5 ml wasserlösliches Kontrastmittel (Solutrast 250®), je eine 5 ml und 10 ml Luer Lock Spritze.

Die Auswertung der Diskografie erfolgt anhand der dynamischen Befunde, die unter Bildwandler oder DSA (Digitale Substraktions-Angiografie) Kontrolle erhoben wurden, sowie anhand der Röntgenbilder. Zusätzlich kann ein Computertomogramm durchgeführt werden und mit einer kombinierten Interpretation von Diskogramm und Disko-CT werden die Befunde entsprechend der Dallas-Diskogramm-Klassifikation eingeteilt (Sachs et al. 1987).

Zur Klassifizierung der kombinierten Untersuchung Diskografie/CT wurden fünf Kategorien gewählt.

In der **ersten Kategorie** wird das Ausmaß der Bandscheibendegeneration im axialen Schnittbild, das heißt im CT-Schnittbild beschrieben. Mit Null wird eine normale Anulus- und Nukleusdarstellung bewertet. Generell wird eine Kontrastmittelanfüllung im Anulus-Bereich als Degeneration aufgefaßt, wobei die Stufe 1 einen schmalen Sektor von weniger als 10 Prozent des Anulus betrifft, die Stufe 2 einen Teil unter 50 Prozent und die Stufe 3 eine Totaldegeneration mit mehr als 50 Prozent betroffenem Anulusanteil darstellt.

In der **Kategorie zwei** wird die Tiefe der Anuluseinschnitte oder -einrisse beschrieben, wobei Null wiederum keinen Einschnitt beschreibt, in Stufe 1 der innere Anulus betroffen ist, in Stufe 2 der Riß bis in den äußeren Anulus geht und bei Stufe 3 das Kontrastmittel den gesamten Anulus durchdrungen hat und sich als Depot unter den äußeren Grenzschichten darstellt. Dieses würde einem Bandscheibenvorfall entsprechen.

Die **Kategorie drei** interpretiert die durch die Diskografie ausgelöste Schmerzausstrahlung und unterscheidet zwischen Druckgefühl ohne Schmerz, ungewöhnlichem, nicht bekanntem Schmerz, Schmerzen ähnlich dem alltäglichen Schmerzbild und Schmerzen identisch mit dem alltäglichen Schmerzbild. Zusätzlich klassifiziert der Patient die Intensität der Schmerzen auf einer Schmerzskala zwischen null und zehn, wobei null kein Schmerz bedeutet und zehn der stärkste vorstellbare Schmerz ist.

In der **vierten Kategorie** wird das injizierbare Volumen zusammen mit der Entwicklung des Injektionsdruckes festgehalten.

In der **fünften Kategorie** können Kommentare festgehalten werden, wie zum Beispiel die Anfärbung von Deckplatteneinbrüchen, die ausschließliche Reproduktion von Beinschmerz oder der Abbruch der Kontrastmittelinjektion, bedingt durch starke Schmerzen vor Erreichen eines maximalen Injektionswiderstandes.

Durch eine vergleichende Darstellung der Dallas-Diskogramm-Beschreibung (Sachs et al. 1987) zur zuvor von Quinnell (1980) festgehaltenen Interpretationsanleitung konnte eine homogenere Verteilung der Degenerationsgrade der untersuchten Bandscheiben erreicht werden, die als realitätsbezogener anzusehen ist.

Beim Vorliegen eines Bandscheibenvorfalls kommt der Diskografie eine große Bedeutung zur Identifizierung von freien Bandscheibenvorfällen

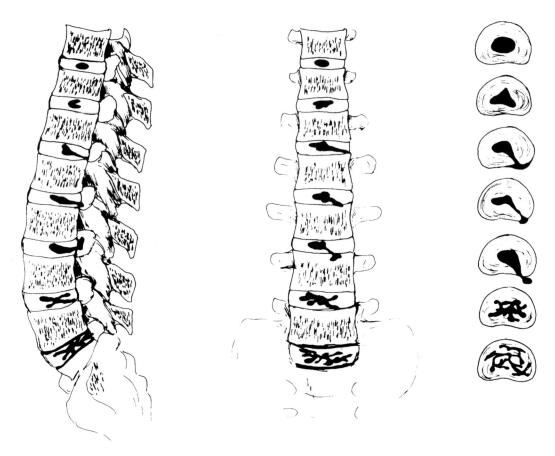

Abb. 3.12   Erstes Schema zur Einteilung von Diskografie Befunden nach Erlacher (1952)

und Anulusrupturen zu. In einer eigenen Untersuchung konnte gezeigt werden, daß selbst durch die Magnetresonanztomografie ein Kontrastmittelabfluß aus der Bandscheibe nur mit einer Sicherheit von 60 % vorhergesagt werden kann. Somit ergibt sich die Indikation zur Diskografie bei sämtlichen intradiskalen Therapieverfahren zum Ausschluß der für diese Behandlungsverfahren nicht geeigneten frei sequestrierten Bandscheibenvorfälle. Eine zusätzliche Indikation erfährt die Diskografie bei der perkutanen Nukleotomie und Laser-Dekompression zur Identifizierung der Patienten, die durch Volumeninstillation in die Bandscheibe eine Verstärkung der vorhandenen Ischialgie beschreiben. Nach Castagnera und Mitarbeitern (1991) sowie Gill (1994) und Sachs (1994) kommt der Ischialgieprovokation durch die Diskografie eine positiv prädiktive Bedeutung für das Behandlungsergebnis der perkutanen Nukleotomie und der Laserdekompression zu.

Die Diskografie soll über den lateralen, streng extraduralen Zugang erfolgen. Es müssen Myelografie geeignete Kontrastmittel verwandt werden. Das injizierbare Volumen beträgt 1–2 ml bei nicht und gering degenerierten Bandscheiben und nimmt mit steigender Bandscheibendegeneration zu. Die Kontrastmitteldarstellung kann nach verschiedenen Klassifikationsschemata ausgewertet werden. Ferner können die bei der Diskografie aufgetretenen Schmerzen in atypische und bekannte aufgegliedert werden und zur Beurteilung der klinischen Relevanz der gefundenen röntgenologischen Veränderungen benutzt werden.

4 Krankheitsbilder

Rückenbeschwerden stellen in einer orthopädischen Praxis nahezu 50 Prozent des Krankengutes dar. Diese verteilen sich auf die Halswirbelsäule mit 36 Prozent, die Brustwirbelsäule mit 2 Prozent und die Lendenwirbelsäule mit 62 Prozent (Krämer 1994). Aufgrund der Schmerzbilder unterscheidet man an der Lendenwirbelsäule lokale Lumbalsyndrome, radikuläre Lumbalsyndrome und pseudoradikuläre Lumbalsyndrome.

Die rein deskriptive Zuordnung zu einem der Schmerzbilder bereitet in der Regel keine Probleme, jedoch liegt damit noch keine Aussage über die Ursache der Schmerzauslösung vor. Ein besonderes Problem bei Rückenbeschwerden stellt die fehlende direkte Beziehung zwischen pathologischem Befund der bildgebenden Verfahren und der Symptomausprägung, den Schmerzen, dar. So wiesen 30 %-40 % der Probanden einer beschwerdefreien Kontrollgruppe pathologisch anatomische Veränderungen an der Lendenwirbelsäule bei Myelografie-, CT- und MRT-Untersuchungen auf (Hitzelberger u. Witten 1968, Wiesel et al. 1984, Boden et al. 1989).

Umgekehrt konnte bei Patienten mit akuten Rückenschmerzen nur in 20 % ein pathologisch anatomisches Korrelat gefunden werden (Nachemson 1985). Im Gegensatz dazu liegt bei Patienten mit Ischialgie in über 90 % ein Befund in den bildgebenden Verfahren vor. Bei chronischen Schmerzzuständen der Lendenwirbelsäule ist eine sichere Zuordnung der Beschwerden zu einem pathologisch anatomischen Substrat jedoch komplexer und oft auch erfolgloser (Haldeman et al. 1988). Diese Daten sollten zur Zurückhaltung Anlaß geben, wenn es um die Zuordnung von Schmerzbildern (insbesondere von Kreuzschmerzen) zu pathologisch anatomischen Befunden geht. Entsprechend sorgfältig und kritisch sind Behandlungsmaßnahmen zu überdenken, die sich nur am pathologisch anatomischen Substrat orientieren und nicht zweifelsfrei mit entsprechenden Schmerz- oder Beschwerdebildern korrelieren, denn sie sind oft nicht indiziert und führen zu unbefriedigenden Behandlungsergebnissen.

Umgekehrt darf man eine Ischialgie nicht zwangsläufig mit einem Bandscheibenvorfall in Zusammenhang bringen. Kirkaldy-Willis und Mitarbeiter (1982) konnten darlegen, daß nur in 1/6

ihres operierten Patientengutes ausschließlich ein Bandscheibenvorfall für die Beschwerdesymptomatik verantwortlich zu machen war. Beim überwiegenden Teil der Patienten trugen weitere Faktoren wie eine Spinalkanalstenose und laterale Rezessusstenose zum Krankheitsbild bei. Dies ist eine Negativauslese, da in einem eigenen, jüngeren Kollektiv mehr als 90 % aller Ischialgien ausschließlich auf den Bandscheibenvorfall zurückzuführen waren. Das besondere Verdienst von Verbiest (1954) war es, eine anlagebedingte Enge des Spinalkanals mit Ischialgien in ursächlichen Zusammenhang zu bringen und entsprechende Operationsmaßnahmen zu entwickeln. In Ergänzung zu Verbiest konnten Paine und Huang (1972) eine erworbene Spinalkanalstenose im Rahmen der Degenerationsprozesse als weitere Ursache für Nervenkompressionssyndrome herausarbeiten.

Im weiteren sollen die Krankheitsbilder dargestellt werden, die mit der intradiskalen Therapie behandelt werden können oder differentialdiagnostisch zu erwägen sind.

> Die bildgebenden Verfahren weisen auch bei asymptomatischen Patienten ca. 30 %–40 % pathologische Veränderungen auf. Umgekehrt kann nicht jedes klinische Lumbalsyndrom einem pathologischen bildgebenden Befund zugeordnet werden.

4.1 Lokales Lumbalsyndrom (Lumbago)

Von allen Beschwerdebildern der Wirbelsäule tritt das lokale Lumbalsyndrom am häufigsten auf. Man summiert darunter die Erkrankungen, welche mittelbar oder unmittelbar auf Degenerationsveränderungen der Bandscheiben zurückzuführen sind, deren Schmerzausbreitung weitestgehend auf die Lumbalregion beschränkt bleibt und bei denen keine neurologische Mitbeteiligung vorliegt. Sie gehen mit folgenden Leitsymptomen einher:

1. positionsabhängige Kreuzschmerzen,
2. reflektorische Verspannung der lumbalen Rückenstreckmuskulatur,

3. schmerzbedingte Bewegungseinschränkung der LWS sowie
4. Klopf- und Rüttelschmerzen der lumbalen Dornfortsätze.

Die Pathogenese der auftretenden Beschwerden und der zeitliche Ablauf können unterschiedlich sein. Bei akut einsetzenden Beschwerden mit charakteristischer Fehlhaltung, wie sie vornehmlich bei jüngeren Patienten auftritt, spricht man von einer Lumbago, im Volksmund Hexenschuß. Ursache hierfür kann eine intradiskale Massenverschiebung sein, bei der Anteile des bei jüngeren Patienten noch gut beweglichen Nukleus pulposus in die zirkulären und radiären Fissuren des Anulus fibrosus eindringen und die Rezeptoren in den äußeren noch intakten Ringwindungen sowie in dem Ligamentum longitudinale posterius durch Zugspannung irritieren. Dieses führt zu einer Reizung des Ramus meningeus des Spinalnerven, welcher seinerseits über die Rami dorsales die Rückenstreckmuskulatur reflektorisch innerviert. Die daraus resultierende Verspannung der paravertebralen Muskeln wird von den Patienten als äußerst schmerzhaft empfunden und läßt sich bei der Untersuchung als Hartspann objektivieren. Neben den oben genannten Veränderungen können auch primäre Verspannungen der Rückenmuskulatur unter anderem durch Überbeanspruchung oder Kälte als Lumbago imponieren.

> Das lokale Lumbalsyndrom kann durch eine reversible Verlagerung von Bandscheibengewebe, in der Regel des Nukleus pulposus, mit Irritation des hinteren Längsbandes und reaktiver Verspannung der Rückenstreckmuskulatur bedingt sein. Es fehlen Zeichen eines Nervenkompressionssyndroms.

4.2 Chronisch rezidivierender Kreuzschmerz

Chronisch rezidivierende Kreuzschmerzen treten vornehmlich erst jenseits des 35.–40. Lebensjahres auf und gehen mit einer fortgeschrittenen Degeneration der Lendenwirbelsäulenbandscheiben einher. Durch den Verlust an Volumen und Elastizität, bedingt durch den verminderten Flüssigkeitsgehalt der Bandscheiben im Rahmen des Alterungsprozesses, kommt es zu einer vermehrten Belastung der Wirbelgelenke, der ligamentären Strukturen und der Muskeln. Sie reagieren dann

wesentlich früher und empfindlicher auf von außen einwirkende Belastungen, denen deshalb häufig ein ursächlicher Zusammenhang für das Entstehen von Rückenproblemen zugeschrieben wird (Verheben, plötzliche Körperdrehbewegung, langandauernde ungünstige halbgebückte Haltung, Unterkühlung).

Meistens exacerbieren die chronischen Kreuzschmerzformen unter den oben genannten Belastungen. Geschieht dies in einer kyphosierten Einstellung der Lendenwirbelsäule, wie zum Beispiel im Sitzen, im Stehen mit vorgeneigtem Oberkörper oder beim Tragen von Lasten, spricht man von einem Lumbalkyphoseschmerz. Dieser bildet sich normalerweise durch eine Stufenlagerung rasch zurück (Krämer 1994). Hartnäckiger sind Beschwerden, die bei einer Hyperlordose der LWS entstehen, also nach längerem Stehen oder Gehen, vornehmlich wenn durch Ventralkippung des Beckens oder zusätzliche Reklination des Rumpfes das Hohlkreuz betont wird.

In engem Zusammenhang mit dem Begriff des chronisch rezidivierenden Kreuzschmerzes steht der sogenannte Instabilitätskreuzschmerz. Eine offensichtliche Instabilität liegt jedoch meist nur bei einer degenerativen Spondylolisthese vor. Hierbei führt ein Defekt (Spondylolyse) im Bereich des Wirbelbogens (Pars interarticularis) oder eine schwere Bandscheibendegeneration in Verbindung mit einer sagittalen Wirbelgelenkstellung zu einer Gefügestörung, die zu einem Vorwärtsgleiten des oberen Wirbelkörpers führen kann. Weitaus schwieriger gestaltet sich der Nachweis einer Instabilität, wenn pathologisch anatomische Defekte nicht vorliegen, sondern nur im Rahmen des Degenerationsprozesses der Bandscheiben von einer sogenannten Instabilität gesprochen wird. Von bewiesener Instabilität kann gesprochen werden, wenn Funktionsaufnahmen der Lendenwirbelsäule eine vermehrte segmentale Beweglichkeit oder aber ein vermehrtes Vorwärtsgleiten des oberen Wirbelkörpers aufzeigen. Verschiedene Autoren konnten bei bis zu 50 % ihrer Patienten mit starken, lang andauernden Rückenschmerzen eine röntgenologisch nachgewiesene Instabilität für die Beschwerden verantwortlich machen (Knudson 1944, Morgan u. King 1957, Weinstein et al. 1988).

Die Instabilität steht in engem Zusammenhang mit dem Degenerationsprozeß des lumbalen Bewegungssegmentes. Begleitbefunde sind häufig eine Bandscheibenverschmälerung, eine Wirbelgelenkshypertrophie und spondylophytäre Reaktionen der Wirbelkörpervorder- und/oder Hinterkan-

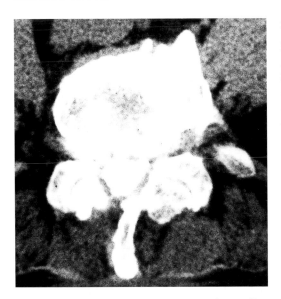

Abb. 4.1 Im Segment L4/5 liegt eine schwere Degeneration mit Facettenhypertrophie und spondylophytären Anbauten vor. Das Myelo-CT-Bild zeigt eine hierdurch bedingte Einengung des Foramen intervertebrale rechts stärker als links und eine Kompression der Nervenwurzel L5 durch die Wirbelgelenkshypertrophie.

ten (Abb. 4.1). Das klinische Bild ist geprägt durch belastungsabhängige Kreuzschmerzen die sich in Ruhe zurückbilden, ohne daß neurologische Zeichen vorliegen. Die Reklination kann schmerzhaft sein, häufig findet sich aber auch eine eingeschränkte LWS-Beweglichkeit. Ein besonderes Problem stellt die Identifikation des für die Schmerzen hauptverantwortlichen Bewegungssegmentes dar, da entsprechende röntgenologische Degenerationszeichen in vielen Fällen an mehreren lumbalen Segmenten zu finden sind. Wenn auch keine Zweifel an der folgenden biomechanischen Definition der Instabilität von Pope und Mitarbeitern (1977) bestehen: „Instabilität ist die vermehrte Beweglichkeit unter einer definierten Belastung (Flexion/Extension)", so gibt es jedoch erhebliche Zweifel an der klinischen Wertigkeit einer röntgenologisch nachgewiesenen Instabilität (Penning u. Docktale 1984, Quinnell 1983, Stokes u. Frymoyer 1987). In einem kritischen Vergleich verschiedener Meßmethoden zur Bestimmung der lumbalen Instabilität zeigte sich, daß sämtliche Methoden mit einer hohen Rate an falsch positiven und falsch negativen Befunden einhergingen (Schaffer et al. 1990). Erst ab der Translation eines Wirbelkörpers von mindestens 5 mm kam es zu einem sicheren Instabilitätsnachweis auf den durchgeführten Röntgenaufnahmen. Hierbei wurden unter Laborbedingungen von isolierten Wirbelkörpern erstellte Röntgenbilder ohne Mitinterpretation eines klinischen Befundes ausgewertet. Es wurde lediglich mit verschiedenen Aufnahmetechniken die Erfaßbarkeit einer vorgegebenen Abweichung der Wirbelkörperachsen überprüft. In der Arbeit werden grundsätzliche Zweifel erhoben, ob eine Reduzierung des Begriffes Instabilität auf eine eindimensionale Translationsbewegung unter Flexion/Extension dem generellen Problem gerecht wird. Die Autoren schlugen vor, die Instabilität als dreidimensionale pathologische Veränderung aufzufassen und die Bemühungen zu verstärken, die entsprechenden Veränderungen durch Einsatz der modernen Untersuchungstechniken zu erfassen (Schaffer et al. 1990).

Der chronisch rezidivierende Kreuzschmerz tritt durch Degeneration der Bandscheiben und Wirbelgelenke jenseits des 35. Lebensjahres gehäuft auf. Klinisch wird er durch rezidivierende, in Rücken und/oder Oberschenkel einstrahlende Schmerzen bei Belastung oder ungünstiger Haltung charakterisiert. Hierunter kann auch der sogenannte Instabilitätskreuzschmerz, dessen korrekter bildgebender Nachweis Probleme bereitet, eingeordnet werden.

4.3 Entlastungskreuzschmerz

Der sogenannte Entlastungskreuzschmerz tritt nach längerem Liegen, vornehmlich in den Morgenstunden auf. Durch die entlastende Horizontallagerung der Wirbelsäule kommt es zu einem vermehrten Flüssigkeitseinstrom in die Bandscheibe. Dieser bewirkt einerseits eine Extension der Wirbelgelenke, andererseits durch die Vorwölbung des durch Degeneration erweichten Anulus fibrosus – vor allem bei Beginn der statischen Belastung nach dem Aufstehen – eine Irritation des hinteren Längsbandes, wodurch eine ähnliche Symptomatik wie bei der Lumbago oder eine Ischialgie hervorgerufen werden kann. Weitere mitwirkende Faktoren können Gefügeverschiebungen innerhalb des Bewegungssegmentes bei im Schlaf entspannter Haltemuskulatur sein. Hierzu kann es durch unwillkürliche ständige Änderungen der Schlafposition mit Wechsel von kyphosierender Seit- und hyperlordosierender Rücken- oder gar Bauchlage kommen (Abb. 4.2). Die Beschwerden, wel-

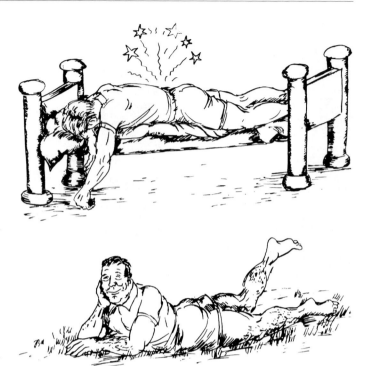

Abb. 4.2 „Entlastungskreuzschmerz" (a) mit typischer Beschwerdefreiheit im Laufe des Tages (b).

che mit Fehlhaltung, Bewegungseinschränkung des Rumpfes und Lumbalspasmus einhergehen, lassen in der ersten Stunde unter vertikaler Wirbelsäulenbelastung, die über einen erhöhten intradiskalen Druck zu einem Abstrom von Flüssigkeit führt, rasch nach.

> Der Entlastungskreuzschmerz tritt durch Flüssigkeitsaufnahme des Nukleus pulposus und Anulus fibrosus mit dadurch bedingter vermehrter Vorwölbung des Anulus auf. Bei Druckbelastung der Bandscheiben kommt es zur Flüssigkeitsabgabe und die Schmerzen lassen nach.

4.4 Lumbales Facettensyndrom

Beim lumbalen Facettensyndrom handelt es sich um ein der Ischialgie ähnliches Schmerzbild, das jedoch großflächiger auf die LWS und den Oberschenkel begrenzt ist. Es kann verschiedene auslösende Ursachen wie degenerative Veränderungen, Blockierungen der Facettengelenke oder Verspannung der Muskulatur haben.

Ist die Ursache des pseudoradikulären Lumbalsyndroms in den Wirbelgelenkstrukturen zu sehen,

so ist häufig ihr Gelenkspiel gestört oder sie sind über ihre physiologische Endstellung hinaus gedehnt oder gestaucht. Zahlreiche Rezeptoren in Gelenkkapsel, Synovialis und Periost der Gelenkfacetten reagieren auf Irritationen mit der Auslösung von Muskelspasmen und/oder einer sensiblen Schmerzausbreitung.

Über eine Irritation der Rezeptoren der Wirbelgelenke werden Schmerzen ausgelöst, die teilweise in Gesäß, Leisten, Unterbauch, Oberschenkel und Genitalbereich ausstrahlen (Facetten-Syndrom oder pseudoradikuläres Lumbalsyndrom; Avramov al. 1992). Da die diffuse Ausstrahlung keinem Dermatom zuzuordnen ist und nicht durch eine umschriebene Nervenwurzelreizung vermittelt wird, bezeichnet man dieses Beschwerdebild auch als pseudoradikuläres Lumbalsyndrom. Neben den lokalen und pseudoradikulären Schmerzkomponenten kann es beim Hyperlordose-Kreuzschmerz auch zu radikulären Schmerzsensationen kommen, wenn durch eine relative Enge im Spinalkanal beziehungsweise den Foramina intervertebralia eine Bedrängung der Nervenwurzel eintritt. Zur Abgrenzung gegen die Ischialgie werden die Schmerzen aber nicht entlang eines Dermatoms, sondern mehr großflächig an der Oberschenkelrückseite lokalisiert und strahlen nicht in den Unterschenkel aus.

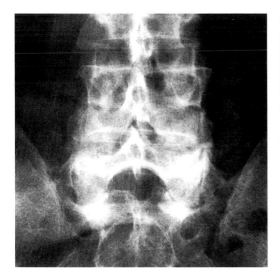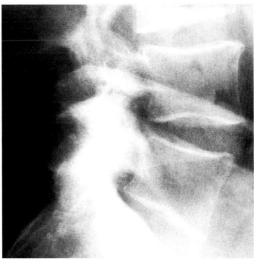

Abb. 4.3 Ap und seitliche Röntgenaufnahme der Lendenwirbelsäule. Es findet sich eine vermehrte Sklerosierung der Facettengelenke als Hinweis auf degenerative Veränderungen, die bei dem Patienten zu einem pseudoradikulären Schmerzbild geführt haben.

Als eine weitere wesentliche Ursache des Schmerzbildes bei dem Facettensyndrom muß eine Blockierung ausgeschlossen werden. Die gezielte Untersuchung der Lendenwirbelsäule ergibt dann häufig eine segmentale Bewegungsstörung in Höhe des betroffenen Wirbelgelenkes. Manuelle Untersuchungstechniken erlauben die Abgrenzung einer lokalen Irritationszone sowie die Bestimmung einer Rotations- bzw. Kyphosierungs- oder Lordosierungsempfindlichkeit. Bei einem pathologischen Befund kann sich die Indikation zu einer manualtherapeutischen Behandlung ergeben.

Ein Teil dieser Lumbalgien kann jedoch nicht ursächlich geklärt werden, zumal auch die Muskulatur selbst, bedingt durch Überbeanspruchung, z. B. in ungünstiger Körperhaltung, mit Verspannungen und Schmerzen reagieren kann. Häufig sind die pseudoradikulären Schmerzen durch degenerative Veränderungen der Facettengelenke ausgelöst, die auch auf Röntgenaufnahmen sichtbar sind (Abb. 4.3). Eine sichere Zuordnung kann durch eine selektive Blockierung der Schmerzrezeptoren des Wirbelgelenks mit einem Lokalanästhetikum erzielt werden.

Das kleine Wirbelgelenk weist eine Vielzahl von Rezeptoren auf, die bei Irritationen durch degenerative Veränderungen oder Fehlstellungen zu dem Bild eines pseudoradikulären Lumbalsyndromes führen können. Dieses kann aber auch durch Überanspruchung der Muskulatur, Gelenkblockierung und andere lokale Ursachen ausgelöst werden.

4.5 Radikuläre Lumbalsyndrome

Bei den radikulären Lumbalsyndromen kommen zu den klinischen Symptomen des lokalen Reizzustandes Zeichen einer Nervenwurzelirritation hinzu. Diese können aus segmental ausstrahlenden Schmerzen, einem positiven Lasègue'schen Zeichen beziehungsweise einem Femoralisdehnungsschmerz, ischiatischer Fehlhaltung, segmentalen Sensibilitätsstörungen, Reflexabschwächungen und motorischen Störungen bestehen. Weitaus am häufigsten betroffen von lumbalen Nervenirritationssyndromen sind die Nervenwurzeln L5 und S1, deren segmentaler Schmerz (bisweilen mit Anteilen der Wurzeln L4 und S2) sich gemäß dem sensiblen Versorgungsgebiet der Nervenwurzeln, die zusammen den Nervus ischiadicus bilden, projiziert. Daher wird das radikuläre Lumbalsyndrom auch als Ischialgie oder volkstümlich als „Ischias" bezeichnet.

Die sogenannten hohen Wurzelsyndrome (L1–L3) haben lediglich eine Anteil zwischen 2 % und 3 % (Decker u. Shapiro 1957, Spangfort 1972,

Love u. Walsh 1938). Die klinischen Symptome sind allerdings schwierig zu deuten, da kein typisches Schmerzmuster entsteht (Fontanesi et al. 1987). Cortelainen und Mitarbeiter (1985) wiesen auf eine häufige Beteiligung des Patellarsehnenreflexes hin (37 % bei Bandscheibenvorfällen L2/L3 und 43 % bei L3/L4). Krämer faßt die hohen Wurzelsyndrome unter dem Begriff Femoralis-Neuralgie zusammen (1986).

4.5.1 L4-Syndrom

Das Schmerzband L4 beginnt an der Außenvorderseite des mittleren Oberschenkels und zieht über die Innenseite des Kniegelenkes zum Innenknöchel (Abb. 4.4). Der Patellarsehnenreflex ist abgeschwächt, zusätzlich kann eine Schwäche des Musculus quadrizeps femoris sowie des Musculus tibialis anterior vorliegen. Da die Nervenwurzel L4 bereits Anteile zum N. ischiadius abgibt, kann das Lasègue'sche Zeichen positiv sein. Ein sichereres Zeichen ist jedoch der umgekehrte Lasègue,

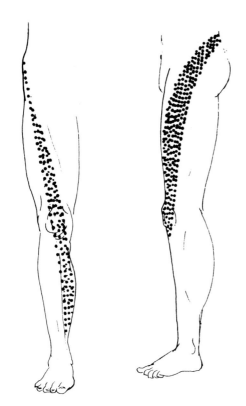

Abb. 4.4 Schmerzband L4, Kennmuskel Quadriceps femoris.

bei dem das Bein aus der Bauchlage heraus angehoben und der Nervus femoralis gedehnt wird. Die Nervenwurzel L4 kann eine Kompression in Höhe der Bandscheibe L3/L4 sowie beim Austritt aus dem Foramen intervertebrale L4/L5 durch einen lateralen Bandscheibenvorfall L4/L5 erfahren.

> Positiver umgekehrter Lasègue, Patellarsehnenreflex abgeschwächt, Kraft des M. Quadrizeps ebenfalls vermindert, Schmerzband von der Vorderseite des mittleren Oberschenkels bis zur Innenseite des Kniegelenkes und zum Innenknöchel.

4.5.2 L5-Syndrom

Das L5-Syndrom geht am häufigsten mit einer ischiatischen Fehlhaltung, einer Kombination aus reflektorischer Rumpfvorbeugung und Seitneigung, sowie einer Aufhebung der Lendenlordose einher. Der Schmerz strahlt aus der unteren Lendenwirbelsäule über die Hinteraußenseite des Oberschenkels zur Vorderaußenseite des Unterschenkels in Richtung auf den Außenknöchel und zieht von hier über den Fußrücken bis zur Großzehe (Abb. 4.5). Die Fußsohle gehört ebenfalls weitgehend zum Ausbreitungsgebiet L5. Als motorische Störung imponiert die Fuß- und Zehenheberschwäche durch Beteiligung des Extensor hallucis longus und Extensor digitorum longus. Einen typischen Reflexausfall gibt es für das L5-Syndrom nicht. Das Lasègue'sche Zeichen ist positiv.

> Positiver Lasègue, Schwäche der Fuß- und Zehenhebermuskeln, Schmerzband von der Hinteraußenseite des Oberschenkels und Vorderaußenseite des Unterschenkels bis zur Großzehe.

4.5.3 S1-Syndrom

Das S1-Syndrom ist gekennzeichnet durch ein vom Gesäß über die Oberschenkelrückseite zur Unterschenkelrückseite und über die Ferse zum Fußaußenrand in die äußeren 2 Zehen ziehendes Schmerzband (Abb. 4.6). Am Fuß lassen sich L5- (Großzehe) und S1-Syndrom (4. und 5. Zehe) häufig am einfachsten differenzieren. Charakteristisch ist weiter für das S1-Syndrom die Abschwächung des Achillessehnenreflexes sowie die Beeinträchtigung der Fußsenkermuskulatur durch Beteiligung

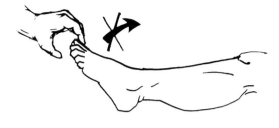

schenkelrückseite zur Unterschenkelrückseite und zum Fußaußenrand mit der 4. und 5. Zehe.

4.5.4 Hüftlendenstrecksteife

Ein besonderes Krankheitsbild stellt die Hüftlendenstrecksteife dar. Sie ist eine Sonderform des radikulären Lumbalsyndroms, die sich ausschließlich bei Kindern und Jugendlichen findet (Krämer 1994). Sie ist gekennzeichnet durch das sogenannte Brett-Symptom (Abb. 4.7), d. h. es erfolgt

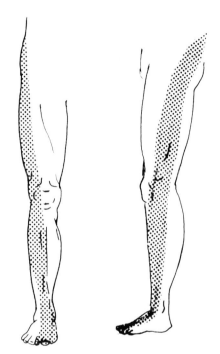

Abb. 4.5 Schmerzband L5, Kennmuskel Tibialis anterior.

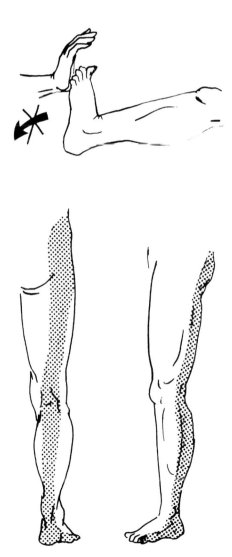

des M. gastrocnemius, M. soleus und der Mm. peronei. Durch Mitbeteiligung des M. extensor digitorum brevis kann auch die Zehenbeweglichkeit ähnlich wie bei dem L5-Syndrom verändert sein. Ein weiterer leicht überprüfbarer Kennmuskel des S1-Syndroms ist der M. gluteus maximus, dessen Anspannungsvermögen leicht palpatorisch erfaßt werden kann und bei S1-Beteiligung abgeschwächt ist. Das Lasègue'sche Zeichen ist positiv.

Positiver Lasègue, Abschwächung/Ausfall des Achillessehnenreflexes, Abschwächung der Fußsenkermuskulatur und des M. gluteus maximus, Schmerzband vom Gesäß über die Ober-

Abb. 4.6 Schmerzband S1, Kennmuskel Triceps surae.

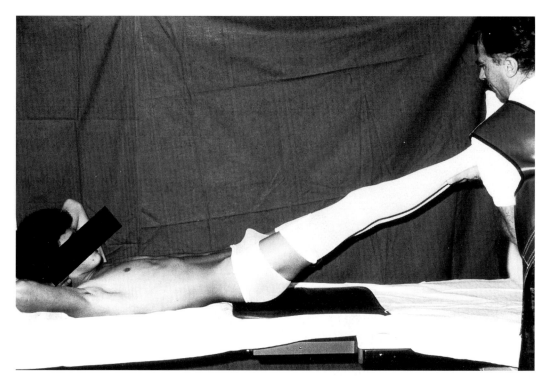

Abb. 4.7   Das typische Bild der Hüftlendenstrecksteife ist gekennzeichnet durch das schmerzfreie Anheben des Patienten an beiden Fersen.

eine sofortige Anhebung des Beckens und des Rumpfes bei dem Versuch, das gestreckte Bein in der Hüfte zu beugen. Hervorgerufen wird diese Erscheinung durch eine reflektorische Anspannung der Ischiokruralen- und der Rückenstreckmuskulatur, die auch in Narkose anhält. Neben der Unfähigkeit zur Hüftbeugung besteht auch eine Fixierung der Lendenwirbelsäule und es resultiert eine Art Schiebegang, wie er ansonsten nach Hüftgelenksversteifungen zu beobachten ist. Während die Hüftlendenstrecksteife bei doppelseitigem Auftreten von erstaunlich wenig Schmerzen begleitet ist, finden sich bei einseitiger Ausprägung häufiger ischialgieforme Schmerzzustände. Als Ursache kommen neben einem Bandscheibenvorfall auch Tumoren, Entzündungen im Spinalkanal, im Bandscheiben- und Wirbelkörperbereich in Betracht.

Die therapeutische Beeinflussung der diskogenen Hüftlendenstrecksteife ist ausgesprochen schwierig, da sich das Beschwerdebild auch nach operativen Maßnahmen nur langsam zurückbildet. Eigene Erfahrungen mit der Chemonukleolyse im Zusammenhang mit diesem Krankheitsbild ergaben sehr protrahierte Verläufe, bei dem eine zu-

friedenstellende Beweglichkeit der Wirbelsäule erst nach 6–12 Monaten eintrat.

> Bei Jugendlichen vorkommende Sonderform des radikulären Lumbalsyndroms mit reflektorischer Verspannung der ischiokruralen Muskeln und Rückenstreckmuskulatur. Beim Anheben des gestreckten Beines gehen Becken und Rumpf sofort mit hoch.

4.5.5 Polyradikuläre Syndrome

Nur die Hälfte aller Ischialgien können monosegmental einer Nervenwurzel zugeordnet werden (Krämer 1994). Bei einer großen Zahl von Patienten ist somit die Manifestation inkomplett oder es lassen sich Symptome, die verschiedenen Segmenten zugeordnet werden können, finden. Die Gründe hierfür können sehr unterschiedlich sein. Aufgrund der allgemeinen Degeneration der Zwischenwirbelabschnitte, die nur selten eine Etage allein betrifft, ist es möglich, daß sich zwei Bandscheiben gleichzeitig vorwölben beziehungsweise Vorfälle aufweisen, wodurch verschiedene Ner-

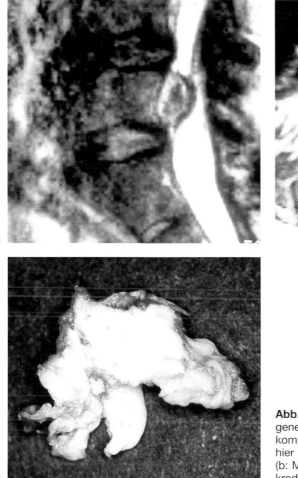

a

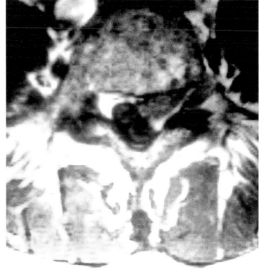

b

c

Abb. 4.8 a, b, c Der große nach kranial geschlagene Bandscheibenvorfall L5/S1 (a: MRT sagittal) komprimiert sowohl die S1-Wurzel als auch die hier im lateralen Rezessus verlaufende L5-Wurzel (b: MRT transversal); Operationspräparat nach Mikrodiskektomie (c).

venwurzeln irritiert werden. Häufiger ist eine monosegmentale große Protrusion beziehungsweise ein Bandscheibenvorfall, von denen gleichzeitig zwei Nervenwurzeln komprimiert werden. Dies ist vor allem für Gewebsverlagerungen der letzten Bandscheibe am Übergang zwischen LWS und Sakrum denkbar (Abb. 4.8). Die Wurzel L5 verläßt den Duralsack in Höhe der Unterkante des 4. Lendenwirbels, verläuft parallel zu diesem nach kaudal und zieht unter der Bogenwurzel L5 durch den kranialen Abschnitt des Foramen intervertebrale L5/S1. Hier tangiert sie die lateralen Anteile der lumbosakralen Bandscheibe (Abb. 4.9). Somit kann bereits ein relativ kleiner lateraler, sich nach kranial ausdehnender Prolaps L5/S1 die Nervenwurzel L5 von medial bedrängen und gleichzeitig

die Wurzel S 1, die eben in den Epiduralraum ausgetreten ist, von lateral komprimieren. Auch eine umgekehrte Situation ist denkbar, wobei ein großer Bandscheibenvorfall L4/5 die ausgetretene Nervenwurzel L5 komprimiert und gleichzeitig durch Druck gegen den Duralsack intrathekal die S1-Wurzel mitbetrifft (Abb. 4.10).

Ferner können polyradikuläre Syndrome auch durch eine Irritation von Nervenwurzeln durch knöcherne Strukturen mehrerer Bewegungssegmente bedingt sein. So führen lumbale Bandscheibenlockerungen über eine diskotische, vornehmlich dorsale Höhenminderung des Intervertebralraumes, kombiniert mit einer degenerativen Listhese des Kranialwirbels, (Pseudospondylolisthese) zu einer deutlichen Einengung des Foramen inter-

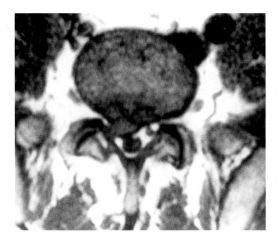

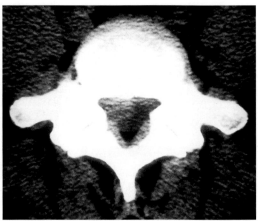

Abb. 4.9 MRT eines rechtsseitigen Bandscheibenvorfalles L5/S1, der komplett die S1-Wurzel maskiert. Eine wesentliche Kompression des Duralsackes resultiert nicht.

Abb. 4.10 CT eines Prolaps L4/5 mit Kompression der L5 Wurzel und der noch intrathekal liegenden S1 Wurzel

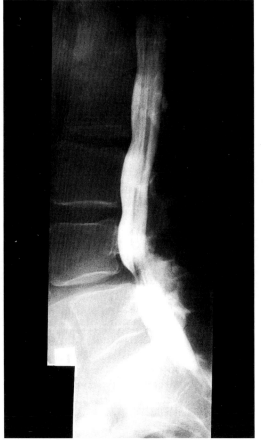

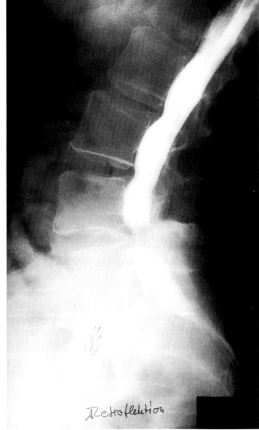

a

b

Abb. 4.11 a b Segmentale Stenose bei degen. Spondylolisthese im Funktionsmyelogramm (li. Vor-, re. Rückneigung)

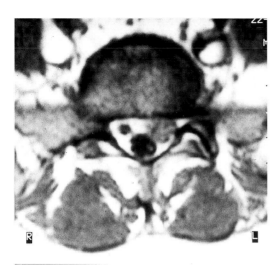

Abb. 4.12 Transversales MRT (ohne Kontrastmittel) des Segmentes L5/S1 mit linksseitiger Raumforderung, die sich intraoperativ als Neurinom erwies.

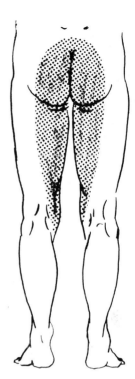

Abb. 4.13 Sensible Ausfälle bei Kauda equina Kompression.

vertebrale und zu einer Bedrängung der austretenden Nervenwurzel (Benini 1976; Abb. 4.11).

Selbstverständlich müssen bei unklaren polyradikulären Krankheitsbildern zunächst Ursachen, die einer neurologischen oder internistischen Therapie bedürfen (Neuritiden, Radikulitiden, diabetische oder alkohol-toxische Neuropathien) differentialdiagnostisch abgeklärt werden. Ferner ist immer auch an Tumoren zu denken, die ein rasches Handeln erfordern und gegen spezifische und unspezifische Entzündungen abgegrenzt werden müssen (Abb. 4.12).

> Polyradikuläre Lumbalsyndrome können bei mehrsegmentalen Bandscheibenvorfällen auftreten. Häufiger jedoch ist eine Irritation von zwei Nervenwurzeln durch einen großen medial oder lateral gelegenen Bandscheibensequester. Auch knöcherne spinale Stenosen können polyradikuläre Lumbalsyndrome bedingen.

4.5.6 Kauda equina Syndrom

Das Kauda-Syndrom ist gekennzeichnet durch eine Kompression mehrerer oder sämtlicher Nervenwurzeln der Kauda equina. Hierdurch entsteht ein polyradikulärer Symptomkomplex, der mit zum Teil doppelseitigen Ischialgien, beidseitigem Fehlen des Achillessehnenreflexes, Schwäche der Wadenmuskulatur, Reithosenanästhesie sowie Blasen- und Mastdarmstörungen einhergeht (Abb. 4.13). Ferner wird häufig über Störungen der Potentia coeundi geklagt. Das akute Kauda-Syndrom ist meistens durch einen großen, medianen Prolaps (Massenprolaps) der vorletzten oder drittletzten Bandscheibe verursacht. Als Prodromi gehen dem Vollbild in der Regel heftige lokale und radikuläre Schmerzsensationen voraus, die sich nach eingetretener Lähmung zurückbilden können. Da die Schädigung der für die Sphinkterfunktionen zuständigen Sakralwurzeln frühzeitig irreversibel wird und bereits nach zweitägiger Kompression eine Restitutio ad integrum bezweifelt werden muß, ist nach Stellung dieser Diagnose eine baldige operative Intervention erforderlich (Abb. 4.14). Eine verzögerte Entwicklung einer Kauda-Symptomatik, die lange Zeit ohne die charakteristischen Lähmungserscheinungen einhergeht, muß auch hier stets an einen Tumor im Lumbalkanal denken lassen.

Zur besonderen Problematik des Kauda equina Syndroms stellten Kostuik und Mitarbeiter (1986)

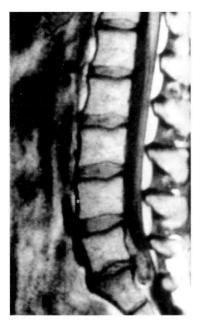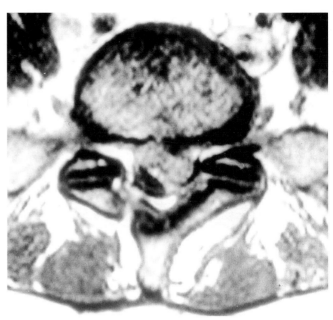

Abb. 4.14   Massenprolaps L5/S1 mit beidseitigen Ischialgien, links mit Paresen und Blasenentleerungs-störungen (a: MRT sagittal, b: MRT transversal).

eine Sammelstudie von 31 Fällen vor. Sie konstatie-ren in ihrer Einleitung, daß Orthopäden grundsätz-lich mit diesem Krankheitsbild, das ihnen nur we-nige Male im Laufe ihrer ärztlichen Laufbahn be-gegnet, unzureichend vertraut sind, da es sich in unterschiedlichen Symptomvariationen präsentie-ren kann. Grundsätzlich ist das Kaudasyndrom de-finiert als Symptomkomplex aus Rückenschmerz, beidseitiger Ischialgie, Reithosenanästhesie, Läh-mungen der unteren Extremitäten bis hin zu Para-plegie mit Blasen- und Mastdarminkontinenz (De Palma u. Rothman 1970). Jedoch konstatierten be-reits Rosemoff und Mitarbeiter (1970), daß eine er-hebliche Funktionsstörung der Blase aufgrund ei-nes Bandscheibenvorfalls auch ohne begleitende Beinschmerzen auftreten kann und trotzdem die Klassifikation als Kauda equina Syndrom rechtfer-tigt. Kostuik und Mitarbeiter unterschieden zwi-schen einem akuten und einem protrahierten Auf-treten der Blasen- Mastdarmstörung. Eine opera-tive Therapie erfolgte beim akuten Auftreten des Kauda equina Syndroms spätestens innerhalb von 2 Tagen, während beim protrahierten Auftreten die Operation mit einer Verspätung von einem Tag bis zu mehreren Wochen erfolgte. Die Nachuntersu-chung zeigte jedoch grundsätzlich keinen negati-ven Einfluß der verstrichenen Zeit zwischen dem Auftreten der Symptome und der Operation auf den Operationserfolg. Die Bandscheibenvorfälle waren

sowohl im Segment L4/L5 als auch im Segment L5/S1 lokalisiert. Die Blasenfunktionsstörung bildete sich bei 23 der 30 operierten Patienten vollständig und bei den verbliebenen 7 Patienten unvollständig zurück. 8 Patienten klagten über eine persistierende Störung der Sexualfunktion. Die Autoren faßten zusammen, daß ein Kauda equina Syndrom als re-lativ seltene Folge eines großen lumbalen Band-scheibenvorfall auftritt. Ein typisches, sofort ins Auge fallendes Symptommuster existiere nicht. Perianale Sensibilitätsstörungen und Blasenentlee-rungsstörungen sind die wichtigsten Hinweise. Zur Diagnose und Verlaufskontrolle der Blasen-funktion sind urodynamische Untersuchungen als objektiver Parameter einzusetzen.

> Durch einen in der Regel großen medianen Bandscheibenvorfall tritt eine Kompression sämtlicher Nervenwurzeln mit daraus resultie-render Blasen- und Mastdarmsphinkterstörung sowie Reithosenanästhesie auf. Die Therapie besteht in einer sofortigen Operation.
> Beim protrahierten Auftreten des Kauda equina Syndroms sind die Symptome oft verschleiert. Pa-tienten sind daher gezielt nach der Funktion von Blase und Mastdarm zu befragen. Entsprechende Befunde sind am besten durch die Urometrie zu objektivieren.

5 Indikationsstellung

Die Indikation zur intradiskalen Therapie wurde für die Chemonukleolyse, dem ältesten Verfahren, herausgearbeitet und später weitestgehend als Indikation zur perkutanen Nukleotomie, aber auch zur Laserdekompression übernommen.

Die bereits dargestellten biomechanischen Effekte der Chemonukleolyse und der perkutanen Nukleotomie zeigen eindeutig, daß das Bewegungssegment in Abhängigkeit von der Enzymdosis bzw. der Menge des entnommenen Materials eine Instabilität durchläuft. Entsprechend ist bei den individuellen Indikationsstellungen abzuwägen, welche Beschwerden mechanisch durch den Bandscheibenvorfall verursacht werden und welche sekundär durch begleitende Degenerations- oder Instabilitätsphänomene bedingt sind. Die letzteren können durch die intradiskale Therapie eine Schmerzverstärkung erfahren und den Behandlungserfolg zunichte machen. Es sei an dieser Stelle nochmals darauf hingewiesen, daß auch das klassische Krankheitsbild der Ischialgie nicht nur mechanisch durch einen Bandscheibenvorfall verursacht werden kann. Andere Ursachen wie Entzündung der Nervenwurzel sowie immunologische Veränderungen durch Proteoglykane sowie weitere Substanzen können ebenfalls zum Vollbild der Ischialgie führen (Olmarker et al. 1991, McCarron et al. 1987). In der Regel werden diese Schmerzursachen durch die Druckminderung in der Bandscheibe und die dadurch bedingte Höhenminderung verstärkt. So ist insbesondere das oben beschriebene Krankheitsbild des chronisch rezidivierenden Kreuzschmerzes, das auch von ischialgieformen Schmerzausstrahlungen begleitet sein kann, nicht geeignet für eine intradiskale Therapie.

5.1 Indikation Chemonukleolyse

Smith und Brown (1967) beschrieben als erste die Indikation zur Chemonukleolyse im Zusammenhang mit der Vorstellung ihrer ersten größeren Behandlungsserie von 75 Patienten wie folgt:

Alle Patienten, die zur Chemonukleolyse ausgewählt wurden, erfüllten die Kriterien zur offenen Bandscheibenoperation. Die Diagnose der Nervenwurzelkompression war durch klinische Untersuchungsbefunde und eine Röntgen-Untersuchung der Lendenwirbelsäule gesichert. Die meisten Patienten zeigten eine lumbale Fehlhaltung, einen Muskelspasmus mit Bewegungseinschränkung, Reflexveränderungen im Bereich der unteren Extremitäten, Sensibilitätsstörungen und zum Teil leichte Paresen. Das Lasègue'sche Zeichen war positiv, Zeichen einer Kauda-equina-Läsion oder einer Paralyse sollten nicht vorhanden sein.

Bei 22 der 75 Patienten war bereits eine Laminektomie durchgeführt worden. In dieser Behandlungsserie fand sich eine Erfolgsrate der Chemonukleolyse von 76 Prozent. Berichte über wesentlich niedrigere Erfolgsraten der Chemonukleolyse (Schwetschenau et al. 1976, Martins et al. 1978) führten zu einer weiteren Präzisierung der Indikationsstellung, insbesondere durch McCulloch (1977, 1983). Er empfahl, die Indikation zur Chemonukleolyse auf reine Ischialgien zu beschränken, da Beschwerden, verursacht durch Bandscheibendegeneration oder eine Spinalkanalstenose durch eine Reduzierung des Bandscheibendruckes kaum zu behandeln seien.

Als klinische Zeichen eines Bandscheibenvorfalles wertete er einen einseitigen Beinschmerz mit typischer Dermatomausstrahlung bis in den Unterschenkel. Der Beinschmerz mußte stärker oder mindestens gleichstark wie die begleitenden Rückenschmerzen sein. Neurologische Symptome, wie Taubheit oder Parästhesien im Unterschenkel und Fuß mußten vorhanden sein. Das Lasègue'sche Zeichen sollte positiv beziehungsweise der straight-leg-raising-Test um mindestens 50 Prozent eingeschränkt sein. Zusätzlich forderte er mindestens zwei von vier möglichen neurologischen Befunden: Muskelverspannung, Muskelschwäche, Reflexveränderungen oder Sensibilitätsverlust. Ein der klinischen Symptomatik entsprechender Bandscheibenvorfall mußte myelografisch oder computertomografisch nachweisbar sein. Während diese Kriterien zu einer Verbesserung der Ergebnisse bei Patienten ohne Voroperation führten, hatten Patienten mit vorausgegangener Wirbelsäulenoperation, Spinalkanalstenose und psychogen beeinflußten Schmerzbildern weiterhin eine zwischen 72 % und 89 % liegende Versagensrate der Chemonukleolyse.

Neben dem sicheren Nachweis einer Nervenwurzelkompression mit dem klinischen Bild einer Ischialgie kommt der Anamnesedauer beziehungsweise der Beschwerdedauer eine besondere Berücksichtigung in der Indikationsstellung zu. Gerade in den ersten sechs bis zehn Wochen findet sich eine Spontanrückbildungsquote radikulärer Lumbalsyndrome mit bis zu 79 Prozent (Söderberg 1956, Pearce und Moll 1967, Farger und Freidberg 1980).

Beim Vorliegen eines positiven Myelografiebefundes findet sich jedoch nur noch eine Erfolgsrate von 29 Prozent nach konservativer Behandlung. Im Gegensatz dazu stehen jedoch die Ergebnisse einer Doppelblindstudie zur Wirksamkeit des Chymopapains (Fraser 1984), bei der die Kontrollgruppe (Placebo-Injektion) nach drei Monaten Beobachtung eine Besserung in 53 % der Fälle zeigte im Gegensatz zu 80 % Besserung nach Chymopapain-Behandlung. Aus diesen Erfahrungen ergibt sich, daß ein Zeitraum von mindestens sechs Wochen mit erfolgloser konservativer Behandlung zu fordern ist. Für den deutschsprachigen Raum wurde die Indikation zur Chemonukleolyse von Krämer (1986) überarbeitet und wie folgt vorgeschlagen:

– Radikuläres Lumbalsyndrom von mehr als 60 Tagen Dauer
– Beinschmerz stärker als Kreuzschmerz
– Lasègue'sches Zeichen unter 60 Grad
– Übereinstimmung zwischen klinischem Segmentbefund und der Pathologie im Computertomogramm oder Myelogramm
– angemessener Leidensdruck des Patienten

Unter Zugrundelegung dieser Kriterien konnten mit der Chemonukleolyse gute und sehr gute Behandlungsergebnisse in 65 % der Fälle erzielt werden. Die Operationsrate aber betrug 23 % (Fett 1988). Aufgrund der hohen Operationsrate erschien eine Überarbeitung der Indikationsstellung notwendig, die zu der heute angewandten Indikationstabelle geführt hat.

Indikation zur intradiskalen Therapie:

1. Einseitige Ischialgie mit Schmerzsymptomatik entsprechend den Dermatomen bis in den Unterschenkel und/oder Fuß mit sicheren neurologischen Zeichen (Reflexdifferenz, Parästhesien, Sensibilitätsstörungen, Muskelschwäche)
2. Lasègue'sches Zeichen unter 50° und/oder positives kontralaterales Lasègue'sches Zeichen.

3. Der Beinschmerz muß im Vordergrund stehen oder zumindest gleichwertig mit der Rückenschmerzintensität sein.
4. Die Anamnesedauer bei erfolgloser konservativer Behandlung sollte mindestens 6 Wochen betragen.
5. Das lumbale CT oder MRT muß einen dem klinischen Bild entsprechenden Bandscheibenvorfall von höchstens mittlerer Größe aufweisen.

Als Negativ-Kriterien, einen Behandlungsmißerfolg begünstigend, müssen folgende Faktoren herausgestellt werden:

1. im Vordergrund stehender Kreuzschmerz,
2. knöcherne Stenosierung der Nervenwurzel im lateralen Recessus oder im Foramen intervertebrale,
3. psychogene Alterationen,
4. Übergewicht,
5. Diabetes,
6. Anamnesedauer von mehr als neun Monaten,
7. vorausgegangene Bandscheibenoperation der gleichen oder einer anderen Bandscheibe.

Die klinische Indikation zur Chemonukleolyse ist identisch mit der Indikation zur offenen Diskektomie. Sie ist jedoch zu limitieren auf Bandscheibenvorfälle mittlerer Größe mit intaktem hinteren Längsband.
– Beinschmerz größer als Rückenschmerz
– erfolglose konservative Therapie über 6 Wochen
– positives Nervendehnungszeichen unter 50°
– segmentspezifische Schmerzausstrahlung mit sicheren neurologischen Zeichen
– eventuell leichtgradige motorische Ausfälle der Großzehenheber-, Fußheber- oder Fußsenkergruppen
– positives lumbales CT oder MRT

Behandlungserfolg beungünstigend:
– dominierender Kreuzschmerz
– Spinalkanalstenose
– psychogene Alterationen
– lange Anamnesedauer

5.1.1 Kontraindikationen

Die oben erwähnten sogenannten Negativkriterien stellen relative Kontraindikationen dar. Absolute Kontraindikationen ergeben sich zunächst aus einer Allergie gegenüber Chymopapain. Ein schlechter Allgemeinzustand des Patienten sollte grundsätzlich zur Überprüfung der Indikation und danach zur Risikoabwägung zwischen der Chemonukleolyse oder einem anderen intradiskalen Therapieverfahren und der Diskektomie führen. Dabei sind die Indikationen zur Laserdekompression oder perkutanen Nukleotomie sowie zur Chemonukleolyse unter Lokalanästhesie mit deutlich geringeren Allgemeinrisiken verbunden und eher zu stellen als die zur Diskektomie unter Vollnarkose.

Schwangerschaft ist eine absolute Kontraindikation für die Chemonukleolyse; perkutane Nukleotomie und Laserablation können ebenfalls nicht angewandt werden, da für diese Verfahren auf eine Strahlenexposition des unteren Abdomens und somit der Gebärmutter nicht verzichtet werden kann.

Eine Beeinträchtigung der Blasen- und Mastdarmfunktion, bedingt durch eine Kauda-equina-Kompression sowie schwere Paresen und Paralysen, stellen ebenfalls eine absolute Kontraindikation für alle intradiskalen Maßnahmen dar, weil diese nicht zwangsläufig zu einer direkten und unmittelbaren Dekompression des Spinalkanals und der Nervenwurzel führen. Muskelschwächen (Grad 4 und 3) der Großzehenheber, der Fußheber oder der Fußsenker sind keine Kontraindikationen.

Ein epiduraler Kontrastmittelübertritt stellt, für sich alleingenommen, noch keine absolute Kontraindikation dar. Dies wäre der Fall bei einem auch nur partiellen intraduralen Kontrastmittelübertritt oder bei Anfärbung eines frühen venösen Abflusses. Beim Kontrastmittelabfluß in den Epiduralraum ist der Gesamtverlauf der Diskografie zu berücksichtigen. Tritt das Kontrastmittel frühzeitig aus ohne wesentliche Anfärbung des Bandscheibenraumes, soll auf die Chymopapain-Injektion verzichtet werden, da ein Verbleiben des Enzyms im Bandscheibenraum und somit eine Wirksamkeit ebenfalls nicht zu erwarten ist (Abb. 5.1).

Bei spätem epiduralem Kontrastmittelübertritt nach vollständiger Anfärbung des Bandscheibenraumes ist unter Berücksichtigung des magnetresonanztomografischen Befundes oder des CT-Befundes kritisch zu überprüfen, ob eine ausreichende Umflutung eines subligamentär gelegenen Sequesters vorliegt und somit eine Wirksamkeit des Chymopapains zu erwarten ist, oder ob ein freier Bandscheibensequester vorliegt, der im Spinalkanal durch das Enzym nicht mehr erreicht werden kann. In diesem Fall wäre eine Enzym-Injektion ebenfalls sinnlos.

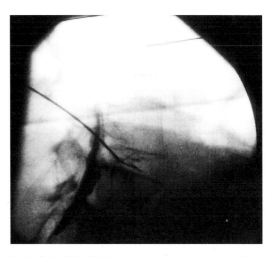

Abb. 5.1 Die Diskografie zeigt einen massiven Kontrastmittelübertritt in den Epiduralraum. Hier ist eine Chemonukleolyse nicht indiziert. Auch die anderen intradiskalen Therapieverfahren sind nicht sehr erfolgversprechend.

Kontraindikationen zur Chemonukleolyse

Nachgewiesene Allergie gegen Chymopapain
Schwangerschaft
Kauda-equina Syndrom
Schwere Paresen
Füher Kontrastmittelabfluß in den Epiduralraum
Verdacht auf intrathekalen Kontrastmittelübertritt

Pathologisch-anatomische Studien führten dazu, daß eine schwere Bandscheibendegeneration mit fortgeschrittenem Substanz- und Höhenverlust der Bandscheibe, häufig begleitet von knöchernen Reaktionen im Sinne einer Spondylose, eine Kontraindikation darstellt. Die Wahrscheinlichkeit, daß eine in dem betroffenen Segment verursachte Ischialgie auf einen reinen Bandscheibenvorfall zurückzuführen ist, kann man als ausgesprochen gering erachten. Hier ist eher ein chronisch rezidivierendes Kreuzschmerzsyndrom oder eine knöcherne Stenosierung einer Nervenwurzel zu diskutieren, wobei durch weitere Reduzierung der Bandscheibenhöhe eine Verstärkung der Symptomatik zu erwarten wäre.

Die wiederholte Chymopapainapplikation bei persistierenden Beschwerden war zunächst von Smith angewandt worden, führte allerdings zum ersten schweren allergischen Schock (Smith et al. 1967). Schweigel und Berezowskyj (1987) stellten eine Behandlungsserie von 35 Patienten vor, bei denen eine zweite Injektion mit Chymopapain durchgeführt wurde. In ihrer Behandlungsserie von 35 Patienten traten bei 6 Patienten (17 %) allergische Reaktionen auf. Lediglich 41 % beschrieben ein gutes Behandlungsergebnis. Die Autoren kommen zu dem Fazit, daß die wiederholte Chymopapaininjektion insbesondere zur Behandlung der gleichen Bandscheibe unzureichende Behandlungserfolge erzielt und mit einer hohen Allergierate behaftet ist. Im Gegensatz dazu beschreiben Deutmann und Mitarbeiter (1995) eine Erfolgsrate von über 75 %. Sie fanden in ihrem Kollektiv von 83 Patienten 6 „benigne" allergische Reaktionen.

Kontraindikationen zur Chemonukleolyse
absolut
– nachgewiesene Allergie gegen Chymopapain
– Schwangerschaft
– schwere Paresen
– Kaudasyndrom
– früher Kontrastmittelabfluß sowie Verdacht auf intrathekale Kontrastmittelausdehnung

relativ:
– wiederholte Chymopapaininjektion
– vorausgegangene Bandscheibenoperation der gleichen Etage
– fehlende Darstellung der Protrusion oder des subligamentären Sequesters in der Diskografie

5.2 Indikationen zur perkutanen Nukleotomie und Laserdekompression

Die Indikationen zur perkutanen manuellen oder automatisierten Nukleotomie sowie zur Laserdekompression sind identisch. Diese entsprechen bezüglich der klinischen Parameter im wesentlichen derjenigen für die Chemonukleolyse. Im einzelnen ist auch bei der Durchführung dieser Verfahren zu beachten:

– Beinschmerz größer als Rückenschmerz;
– konsequente konservative Therapie über 6 Wochen ohne signifikante Besserung der Beschwerden;
– positive neurologische Befunde mit Hinweisen für eine Spinalnervenirritation;
– Nervendehnungszeichen oder gekreuzter Lasègue positiv;
– Sensibilitätsminderung oder Irritation eines spezifischen Hautdermatoms;

– CT oder MRT sollen eine Bandscheibenprotrusion oder einen auf Bandscheibenhöhe liegenden subligamentären Vorfall zeigen, der mit der klinischen Symptomatik übereinstimmt.

Diese für eine Sammelstudie von 479 Patienten aufgestellten Indikationskriterien (Onik et al. 1990), stehen den von Davis (1989) und Hijikata (1989) beschriebenen entgegen, die auch Patienten mit Rückenschmerzen einschließen, wenn eine medikamentöse und physikalische Behandlung über 6 Wochen ohne Erfolg bleibt. Das CT soll hier einen mittelgradigen lumbalen Bandscheibenvorfall bei noch geschlossener Bandscheibe zeigen.

Die Einschlußkriterien in der klinischen Studie gehen mit der Forderung des positiven neurologischen Befundes und der manifesten Sensibilitätsstörung in einem bestimmten Dermatom zu weit. Unseres Erachtens ist die Schmerzausstrahlung, die vom Patienten korrekt im Verlauf eines Dermatoms gezeigt wird, ausreichend, wenn dies mit entsprechendem Leidensdruck einhergeht.

Die Erweiterung der Indikation auf Rückenschmerzen scheint uns ebenso fraglich zu sein, da als Ursache von Rückenschmerzen nicht selten eine Irritation der Facettengelenke vorliegt (Krämer 1994). Die Facettenirritation würde durch die entsprechend den biomechanischen Untersuchungen bei der perkutanen Nukleotomie entstehende Instabilität noch verstärkt, so daß zur Zurückhaltung geraten werden muß. Rückenschmerzen können eher als Behandlungsfolge der perkutanen Nukleotomie denn als Indikation angesehen werden.

Die klinische Indikation zur manuellen und zur automatisierten perkutanen Nukleotomie sowie zur Laserdekompression ist identisch.
– Beinschmerz größer als Rückenschmerz,
– Erfolglose konservative Therapie über 6 Wochen,
– positives Nervendehnungszeichen,
– positives CT oder MRT,
– segmentspezifische Schmerzausstrahlung
– evtl. Sensibilitätsstörungen in einem spezifischen Hautdermatom,
– evtl. motorische Störung

5.2.1 Kontraindikationen

Absolute Kontraindikationen für die perkutane lumbale Nukleotomie und Laserdekompression:

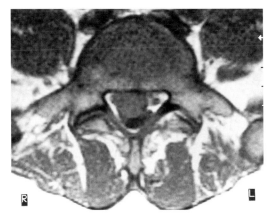
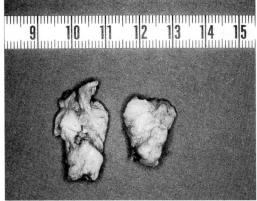

Abb. 5.2 a, b   Das MRT zeigt einen großen Bandscheibenvorfall mit massiver Kompression des Dura-sackes als Hinweis für eine freie Sequestrierung (a); daneben das Operationspräparat (b).

– frei sequestrierte Bandscheibenvorfälle,
– Spinalkanalstenosen,
– Schwangerschaft,
relative Kontraindikationen:
– deutliche degenerative Veränderungen im be-
troffenen Segment,
– Spondylolysen,
– Spondylolisthesen

Bei Vorträgen und Einzelfallbeschreibungen wird immer wieder darauf hingewiesen, daß sowohl mit der automatisierten als auch mit der manuellen perkutanen Nukleotomie Bandscheibensequester, die noch einen Kontakt zur Bandscheibe haben, ebenfalls behandelt werden können. Insbesondere soll unter endoskopischer Sicht eine retrograde Entfernung solcher Vorfälle über den Bandschei-benraum möglich sein. Die relativ unsichere Wir-kung der perkutanen Nukleotomie führt unseres Erachtens bei dem jetzigen Stand der Technik dazu, daß sequestrierte Bandscheibenvorfälle und große Bandscheibenprotrusionen weiterhin als Ausschlußkriterium für die Standard perkutane Nukleotomie angesehen werden sollten (Abb. 5.2).

Kontraindikationen zur manuellen und automa-tisierten perkutanen Nukleotomie absolut:

– frei sequestrierte Bandscheibenvorfälle,
– Spinalkanalstenosen,
– Schwangerschaft,

relativ:
– degenerative Veränderungen,
– Spondylolysen,
– Spondylolisthesen

5.2.2 Diskussion der Indikations-erweiterung zur intradiskalen Therapie

Für die perkutane Nukleotomie und Laserdekom-pression gelten prinzipiell die gleichen klinischen Voraussetzungen. Die von Hijikata (1987) durch-geführte Indikationsausdehnung auf Lumbalgien mag mit der zweifellos nachgewiesenen geringen Invasivität der perkutanen Nukleotomie zu be-gründen sein, jedoch verbleibt das diagnostische Problem, das relativ unspezifische Bild einer Lumbalgie mit einer „Bandscheibenpathologie" in sicheren kausalen Zusammenhang zu bringen. Eine entsprechende Multi-Center-Studie von Onik und Mitarbeitern (1990) konnte auch für die per-kutane Nukleotomie zweifelsfrei herausarbeiten, daß beim Verlassen der klassischen Indikations-parameter und Ausweitung der Indikation die Er-folgsrate drastisch abnimmt, so daß der Eingriff nicht mehr zu rechtfertigen ist.

Auch bei der Laser-Anwendung besteht die Tendenz, bedingt durch die geringe Invasivität der Maßnahme, das Verfahren letztlich als Bestandteil der konservativen Behandlung anzusehen und so-mit die Indikation zu erweitern. Zwar beschreiben Ascher und Mitarbeiter (1991), daß die klassische Indikation zur Operation oder Chymopapain-Injektion auch die Indikation für die Laserbehand-lung darstellt, jedoch führen sie weiter aus, daß sie die Laser-Therapie als letzten konservativen Schritt auch bei „Bad-Risk-Patienten", unklaren Fällen und bei „sozialer Indikation" anwenden. Eine Aufschlüsselung der Behandlungsergebnisse wurde von den Autoren nicht vorgelegt, jedoch bleibt zu vermuten, daß auch die Laserdekompression bei erweiterter Indikationsstellung kaum über einen Placeboeffekt hinausgeht.

Bei klinisch identischen Indikationsparametern für die verschiedenen intradiskalen Behandlungsverfahren kommt der differenzierten Betrachtung des lumbalen Computer- oder Magnetresonanztomogramms eine große Bedeutung für die einzelnen Indikationsstellungen zu.

Aufgrund ihres Wirkungsansatzes unterscheidet sich insbesondere die Chemonukleolyse von der perkutanen Nukleotomie und der Nukleus-pulposus-Denaturierung durch Laser-Anwendung. Die beiden letzten Verfahren wirken hauptsächlich auf den Nukleus pulposus und erreichen durch Volumenreduzierung eine Verringerung des intradiskalen Druckes und somit indirekt eine Reduzierung des Druckes, der über den verletzten Anulus fibrosus gegen die Nervenwurzel gerichtet ist. Eine direkte Wirkung auf Bandscheibensequester, die über den Anulusdefekt noch gegen äußere Anuluslamellen oder gegen das hintere Längsband drükken und so das Bild einer Bandscheibenprotrusion oder eines subligamentären Bandscheibensequesters verursachen, ist weder für die perkutane Nukleotomie noch für die Laserablation sicher zu erreichen. Von den Laseranwendern wurde daher die Indikation auf Bandscheibenprotrusionen begrenzt (Choy et al. 1992).

Für die perkutane Nukleotomie wird hingegen immer wieder unterstellt, daß auch Sequester in den Bandscheibenraum zurückgezogen werden können und dann von hier entfernt werden (Kambin u. Brager 1987). Zum Beweis werden jedoch lediglich Einzelfälle herangezogen. Computertomografische Verlaufsstudien belegen eher, daß die Konfigurationen der Bandscheibenprotrusion oder des Bandscheibenvorfalls nicht beeinflußt werden (Delamarter et al. 1995). Neue Handstücke mit einem flexiblen Endstück und integrierter Optik sollen hier neue therapeutische Möglichkeiten erschließen. Ähnliches gilt für die Laser mit flexiblem Endstück und integrierter Optik. Hier liegen für beide Verfahren nur erste Fallstudien vor. Demgegenüber steht die Chemonukleolyse, die auch subligamentäre Sequester erreicht, was durch die Umflutung mit Kontrastmittel in der Diskografie gezeigt werden kann.

Somit reduziert sich die sichere Indikation für APLD und Laser auf Bandscheibenprotrusionen mit noch intakten äußeren Anuluslamellen oder auf kleine subligamentäre Sequester, die noch eine deutliche Beziehung zum Nukleus pulposus haben, so daß durch eine Druckreduzierung eine

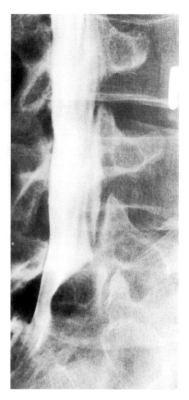

Abb. 5.3 Die Myelografie weist eine Pelottierung des Durasackes in Höhe L5/S1 auf. Die Negativdarstellung des Bandscheibenvorfalls erlaubt keine weitere Differenzierung.

ausreichende Entlastung der Nervenwurzel erwartet werden kann.

Subligamentäre Bandscheibenvorfälle, die allein durch ihre Größe eine Nervenwurzelkompression verursachen, können durch eine Reduzierung des intradiskalen Druckes nicht ausreichend beeinflußt werden. Das gleiche gilt selbstverständlich für freie Bandscheibensequester, die keine direkte Beziehung zum Bandscheibenraum mehr haben. Zu fordern wäre also eine exakte präoperative Beurteilung des Bandscheibenschadens anhand des CT oder MRT. Dies stellt hohe Anforderungen an das Auflösungsvermögen der jeweiligen Untersuchungstechnik, die eine subtile Darstellung des Bandscheibengewebes bzw. des Bandscheibenvorfalles erfordert.

Hieraus ergibt sich zwangsläufig, daß eine Myelografie (Abb. 5.3) nicht ausreicht, die die Bandscheibenveränderungen nur indirekt über Verdrängung oder Formveränderungen der intraduralen Kontrastmittelsäule darstellt.

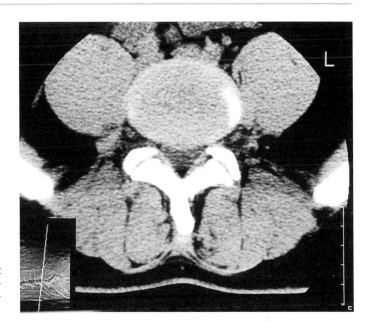

Abb. 5.4 Das lumbale CT zeigt eine kleine Bandscheibenprotrusion mit typischer medialer Betonung.

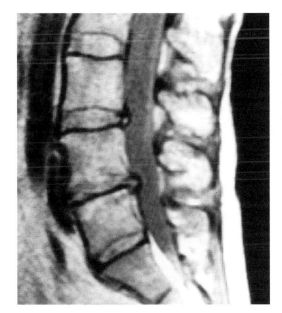

Abb. 5.5 Im MRT kann sehr gut die kranio-kaudale Ausdehnung der Bandscheibenprotrusion identifiziert werden. Die Protrusionen L3/4 und L4/5 zeigen keine Kranial- oder Kaudalmigration.

Computertomogramm und MRT zeigen in den transversalen Schnitten (Abb. 5.4), die parallel zum Bandscheibenraum erstellt werden sollen, eine sichere Darstellung der dorsalen Bandscheibenkontur. Vorwölbungen der hinteren Bandschei-

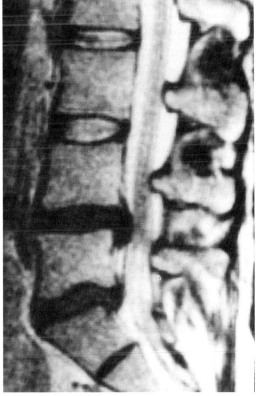

Abb. 5.6 Im MRT ist eine mittelgroßer subligamentärer Sequester mit deutlicher Kaudalmigration im Segment L4/5 nachweisbar, bei L5/S1 Bandscheibendegeneration mit geringfügiger Protrusion.

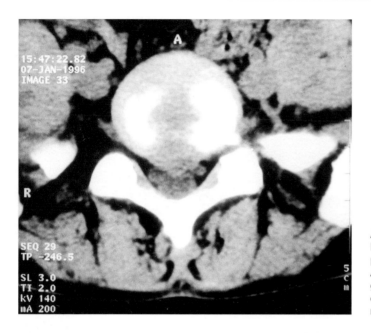

Abb. 5.7 Im CT ist Bandscheibengewebe vor der Wirbelkörperhinterkante S1 nachgewiesen. Aufgrund der Größe und der Migration stellt dieser Befund noch eine Indikation für die Chemonukleolyse dar.

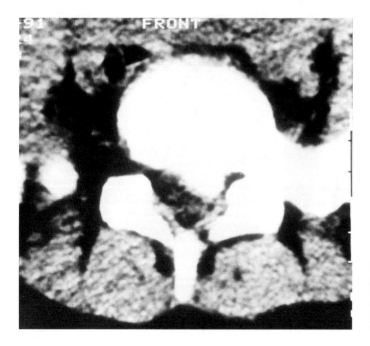

Abb. 5.8 Die Kontrasteinfärbung des Bandscheibenvorfalls im Disko-CT bestätigt die Diagnose eines subligamentären Sequesters (fehlender Kontrastmittelübertritt in den Epiduralraum).

benkontur, die auf die Bandscheibenhöhe begrenzt sind, werden in der Regel als Protrusionen (Abb. 5.5) bezeichnet. Im MRT gelingt häufig die Abgrenzung des Ligamentum longitudinale posterius, so daß hier auch kleine subligamentäre Sequester von Protrusionen abgegrenzt werden können. Beide Befunde stellen eine Indikation für die intradiskale Therapie dar. Bei Dislokation des Bandscheibenmaterials oberhalb oder unterhalb der Bandscheibenebene vor die Wirbelkörperhinterkante (Abb. 5.6) ist ein subligamentärer oder freier Sequester anzunehmen. Handelt es sich nur um geringe Kranial- bzw. Kaudal-Dislokationen, ausgehend vom Bandscheibenraum, erscheint eine perkutane Nukleotomie oder Laserablation noch möglich. Bei deutlichen Dislokationen ist eine Chemonukleolyse vorzuziehen, sofern es sich um einen subligamentären Sequester handelt (Abb. 5.7). Bei Kontakt des Enzyms mit dem Bandscheibensequester kann vom Wirkmechanismus des Chymopapain eine direkte Beeinflussung des Bandscheibensequesters mit Volumenreduzierung erwartet werden. Dies konnte in einer magnetresonanztomografischen Verlaufsstudie eindeutig belegt werden (Steffen 1993).

Da die magnetresonanztomografischen oder computertomografischen Befunde nicht immer eine eindeutige Klassifizierung des Bandscheibenvorfalls in Protrusion, subligamentären Sequester und freien Sequester zulassen, ist eine Diskografie des entsprechenden Bandscheibenraumes, gegebenenfalls in Kombination mit einer Computertomografie als sogenanntem Disko-CT (Abb. 5.8), eine wertvolle Hilfe. Wenn es bei der Diskografie mit wasserlöslichem Kontrastmittel, wie es für Myelografien gebräuchlich ist, zu einer deutlichen Druckerhöhung kommt, erkennbar an zunehmendem Injektionswiderstand, handelt es sich um eine geschlossene Bandscheibe. Gibt der Patient zusätzlich eine entsprechende Verstärkung seiner radikulären Symptomatik an, ist ein ursächlicher Zusammenhang zwischen intradiskalem Druck und Ischialgie bei Bandscheibenprotrusion oder kleinem Bandscheibensequester gegeben und eine perkutane Nukleotomie oder Laserablation kann unmittelbar angeschlossen werden. Bei Vorliegen eines subligamentären Sequesters findet sich in der Diskografie eine subligamentäre Kontrastmittelsichel (Abb. 5.9), die als Negativanfärbung des Ligamentum longitudinale posterius aufgefaßt werden kann. Entsprechend kann diese Sichel die Wirbelkörperhinterkanten überragen.

In diesen Fällen ist die Chemonukleolyse die Therapie der Wahl. Auch die Enzyminjektion kann unmittelbar an die Diskografie angeschlossen werden. Interaktionen zwischen Kontrastmittel und Enzym wurden durch frühe Studien von Pon und Mitarbeitern (1986) ausgeschlossen. Ebenfalls hat die Erfahrung in Europa (Boillet 1987) gezeigt, daß die gleichzeitige Verwendung von Kontrastmittel und Chymodiaktin® bzw. Chymopapain zu keinem erhöhten Allergierisiko oder sonstigen negativen Interaktionen im Vergleich zur Kochsalzinstillation führt. Die Kochsalzinstillation wurde bei Patienten mit Verdacht auf Allergie gegen Röntgenkontrastmittel, von einigen Au-

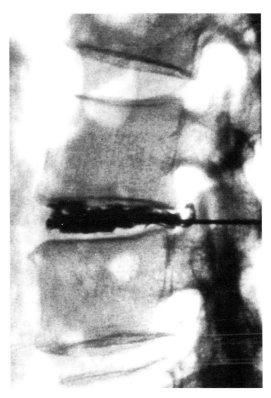

Abb. 5.9 Diskografie mit subligamentärer Kontrastmittelsichel

toren aber auch routinemäßig, zur Prüfung der Bandscheibenintegrität durchgeführt. Bei geschlossener Bandscheibe kommt es zu einem starken Anstieg des Bandscheibendruckes mit festem Endpunkt, während der fehlende Anstieg des Bandscheibendruckes auf eine Rißbildung und Abfluß hinweist.

Freie und subligamentäre Sequester sind durch Perkutane Nukleotomie und Laser-Ablation nicht oder nur schwer zu erreichen. Neuere biegbare Sonden mit integrierter Optik können hier eine Indikationsausweitung bringen. Auf den CT und MRT Bildern sollte präoperativ bereits eine Unterscheidung zwischen freiem und subligamentärem Sequester und Protrusion möglich sein.
Indikation für Perkutane Nukleotomie und Laser-Ablation sind die Bandscheibenprotrusion und der kleine subligamentäre Sequester mit größerer Anulusvorwölbung.
Größere subligamentäre Sequester sind besser durch Chemonukleolyse therapierbar.

6 Technik und Durchführung

6.1 Chemonukleolyse

Die Gefahren bei der Durchführung der Chemonukleolyse können im wesentlichen auf allergische Reaktionen und unsachgemäße intrathekale Medikamenteninjektion zurückgeführt werden. Somit muß bei der Anwendung der Chemonukleolyse das Hauptaugenmerk auf diese beiden Probleme gerichtet werden.

6.1.1 Allergie

Per Definition versteht man unter Anaphylaxie eine allergische Sofortreaktion, die unter Vermittlung von Immunglobulinen der Gruppe E Histamin und andere Mediatoren aus Mastzellen und basophilen Granulozyten freisetzt, und somit das klinische Bild einer anaphylaktischen Reaktion mit Juckreiz, Flush, Urticaria, Bronchospasmus bis hin zum Schock verursacht. Grundvoraussetzung hierfür ist die Präsenz von Antikörpern (IgE), welche jedoch nur nach einer vorangegangenen Sensibilisierung auf den als Antigen wirkenden Stoff vorhanden sein können.

Vom theoretischen Ansatz her abzugrenzen ist die anaphylaktoide Reaktion, die ebenfalls eine Anaphylaxie mit gleichen Symptomen auslöst. Im Gegensatz zur echten anaphylaktischen Reaktion findet jedoch keine Antigen-Antikörperreaktion statt. Es wird eine sogenannte chemisch ausgelöste Reaktion diskutiert. Hierbei kommt es zu einer Aktivierung des Gerinnungssystems, des fibrinolytischen Systems, des Kinin- und Komplementsystems. Als Auslösefaktoren sind Opiate, Dextrane, Röntgenkontrastmittel, synthetische Antibiotika und Muskelrelaxantien bekannt. Im Verlauf der Aktivierung des Komplementsystems werden sogenannte Anaphylatoxine freigesetzt, die über die Histaminfreisetzung eine Schockreaktion auslösen können.

Eine allergische Reaktion auf Papain wurde bereits von Osgood 1945 beschrieben. Dies betrifft die verschiedenen Anwendungs- bzw. Expositionsformen wie zum Beispiel Inhalation bei der Enzymbearbeitung (Milney 1975), Exposition am Auge durch Kontaktlinsenreinigungsmittel (Bernstein et al. 1984) sowie die Papain-Aufnahme mit

Nahrungsmitteln (Haverly et al. 1984). Entsprechend ist auch eine allergische Reaktion bei intradiskaler Anwendung von Papain bzw. von Chymopapain zu erwarten. Die Häufigkeit von allergischen Reaktionen nach intradiskaler Anwendung wurde in verschiedenen Studien zwischen 0,5 und 2 Prozent angegeben. (Agre 1984, Macnab 1974, Moss 1985, Smith 1971, Watts et al. 1975, Wiltse 1983, Bouillet 1987).

Aus diesen Studien sind insbesondere die von Agre und Mitarb. (1984) und von Bouillet (1987) wegen ihrer großen Beobachtungszahlen hervorzuheben. Agre und Mitarbeiter werteten die Postmarketing-Überwachungsstudie für Nordamerika aus. Ihnen lagen 29.075 Mitteilungsbögen über insgesamt 60.000 Injektionen vor. Die Inzidenz anaphylaktischer Reaktionen mit Kreislaufbeteiligung betrug 0,67 Prozent. Frauen waren dabei häufiger betroffen als Männer (1,2 Prozent/0,4 Prozent).

96 Prozent dieser Anaphylaxien traten in den ersten 20 Minuten nach der Injektion auf. Zwei Patienten (0,007 Prozent) verstarben infolge eines Schockgeschehens. Eine entsprechende Sammelstatistik für Europa wurde 1987 von Bouillet vorgelegt. Sie umfaßte 18.925 Chymopapain-Injektionen und berichtete über lediglich 0,2 Prozent Anaphylaxien. Ein Todesfall wurde nicht beschrieben. Milde allergische Reaktionen, wie Urticaria oder Quincke-Oedem wurden mit 2 Prozent angegeben. Entsprechende Symptome können auch noch als sogenannte allergische Spätreaktion 10–14 Tage nach der Injektion auftreten, wobei Enzymbestandteile nur bis 9 Tage nach Chymopapaininjektion nachweisbar waren (Kapsalis et al. 1974). Spätsymptome sind jedoch in der Regel passager und harmlos und werden auf ein Zusammentreffen von postinjektionell synthetisierten spezifischen Chymopapain-IgE-Antikörpern mit noch im Körper befindlichem Chymopapain zurückgeführt (Moneret-Vautrin et al. 1985).

Trotz der geringen Rate an allergischen Reaktionen, die auf eine schwache allergene Potenz des zur intradiskalen Injektion eingesetzten Chymopapains schließen läßt, wurde dieses Phänomen intensiv auch im Tierversuch untersucht. So fanden Garvin und Mitarbeiter (1965) an Kaninchen eine einundzwanzigmal höhere anaphylaktische Reaktion durch Ov-Albumin und eine einundvierzigmal häufigere Reaktion auf Pferdeserum im Vergleich zum Chymopapain, jeweils ausgelöst durch intradiskale Injektion des körperfremden Proteins.

Eine vorbestehende Sensibilisierung auf Chymopapain ist durch die weite Verbreitung von Papainderivaten möglich. Diese werden zum Beispiel in den USA eingesetzt als Fleischzartmacher, in der Bierherstellung (Schödinger und Ford 1971), in verschiedenen Medikamenten, Kosmetika, Zahnpasten und Reinigungsmitteln für Kontaktlinsen (Bernstein 1984). Es muß jedoch eingeräumt werden, daß oral aufgenommenes Chymopapain oder Papain verdaut wird und keine Exposition mit dem Immunsystem stattfindet (Moneret-Vautrin et al. 1985, Mayer 1986). Trotzdem wurden bei 1 Prozent der US-Bevölkerung spezifische Antikörper gegen Chymopapain nachgewiesen (Kapsalis 1978).

Dies erklärt auch die geringere Anaphylaxierate in Europa im Vergleich zu dem nordamerikanischen Kontinent. Hier wies Day (1974) auf eine noch höhere Rate an anaphylaktischen Zwischenfällen von 1,6 Prozent in Texas hin und führte dieses auf eine dort vermutete höhere Papaya-Exposition zurück.

Zur Vermeidung entsprechender Reaktionen wurden einerseits Testverfahren entwickelt, die entsprechend sensibilisierte Patienten selektieren sollen, andererseits wurde eine Allergieprophylaxe mit Histaminrezeptorblockierung (H_1 und H_2) vor der Enzyminjektion vorgenommen.

Dies führte zu dem von Moss (1984) vorgeschlagenen Prophylaxe-Schema mit der Gabe von 4×50 mg Difenhydramin und 4×30 mg Cimetidin 24 Stunden vor Durchführung der Chemonukleolyse. Hierdurch soll zwar das Ausmaß der allergischen Reaktionen, jedoch nicht die eigentliche Allergierate vermindert werden (Sutton 1986). Dies stimmt mit den Ergebnissen von McCulloch (1985) bei 4282 Patienten ohne Prämedikation bei Chemonukleolyse in Lokalanästhesie überein, der lediglich über 15 anaphylaktische Reaktionen, entsprechend einer Frequenz von 0,35 Prozent berichtete.

Bei einer statistischen Auswertung von fast 55.000 Fällen zeigte sich für die Chymopapain-Applikation in Lokalanästhesie im Vergleich zur Vollnarkose eine geringere Allergieinzidenz (Chymodiaktin-Postmarketing Surveillance 1985). Die zusätzliche präventive Gabe von Kortikoiden wird von zahlreichen Autoren als wirkungslos angesehen (Agre et al. 1984, Bruno et al. 1984, Rajagopalan et al. 1974, Steib et al. 1984, Watts et al. 1976).

Da auch die Wirkung von H_2-Blockern (z. B. Cimetidin) umstritten ist, bezogen auf die Abschwächung eines allergischen Schocks (Lichtenstein et al. 1975, Philbin et al. 1981), wurde in Frankreich ein Prämedikationsschema aus einem hochpotenten H_1-Blocker (Hydroxycin) und einem Aktivierungshemmer des Komplementsystems (Tranexansäure) entwickelt (Laxenaire und Monneret-Vautrain 1986). Die Wertigkeit aller Prophylaxe Konzepte muß abgeschwächt werden, denn die Standardprophylaxe weist keine ausreichende Reduzierung der Anaphylaxierate im Vergleich zu unbehandelten Patienten auf (Bouillet 1987).

Letztlich ist als sicherste Prophylaxe der allergischen Komplikationen der Ausschluß von sensibilisierten Individuen anzusehen. Dies kann mit einer vor der Injektion durchgeführten Allergietestung geschehen.

> Das Risiko der allergischen Reaktion bei der Chymopapain-Injektion liegt zwischen 0,2 % und 2 %. Die Rate der anaphylaxiebedingten Todesfälle betrug maximal 0,007 %. Zur Verminderung des Allergierisikos sollte bei prädisponierten Personen vor der Injektion ein Allergietest (Prick-Test) durchgeführt werden. Ferner wird eine Allergieprophylaxe vorgenommen. Diese ist bei den einzelnen Autoren unterschiedlich. Es kann jedoch die Gabe von 4×50 mg Difehydramin und 4×30 mg Cimetidin 24 Stunden vor Durchführung der Chemonukleolyse, empfohlen werden, eine statistisch gesicherte Reduzierung des Allergierisikos kann aber auch hiermit nicht erreicht werden.

6.1.2 Allergietestung

Sogenannte Allergieteste basieren grundsätzlich auf dem Nachweis von spezifischen IgE-Antikörpern gegen Chymopapain. Dieses kann sowohl durch *in vivo* Hautteste als auch *in vitro* durch den Radioallergosorbenttest (RAST) oder einen Fluoreszenzallergosorbenttest (Chymofast) erfolgen. Beide *in vitro*-Teste (FAST und RAST) haben sich jedoch nicht durchgesetzt. McCulloch (1985), sowie Bernstein und Mitarbeiter (1984) beschrieben einheitlich eine unzureichende Sensibilität beider Testverfahren. Dagegen berichteten McCulloch (1985) und Grammer und Mitarbeiter (1984) über eine hohe Sensibilität und Spezifität des Hauttests in Form eines sogenannten Pricktests.

Grammer und Mitarbeiter (1984) fanden bei 540 Chemonukleolysekandidaten im Pricktest sechs positive Reaktionen auf die intrakutane Chymopapain-Applikation. Bei den übrigen 515 Patienten wurde eine Chymopapain-Injektion ohne allergische Reaktion durchgeführt. McCulloch (1985) beschrieb, daß bei positivem Hauttest und anschließender Chymopapain-Injektion in über 80 Prozent der Fälle eine allergische Reaktion auftrat. In einem kleineren Patientengut konnten Mayer und Mitarbeiter (1985, 1986) eine positive Reaktion auf den Pricktest in 2,3 % – 3,3 % feststellen. Auch sie fanden keine allergischen Reaktionen bei der anschließenden Chemonukleolyse der Patienten mit negativem Testergebnis. Ein Zusammenhang mit einer allgemeinen Allergieanamnese der Patienten konnte insbesondere von Mayer nicht festgestellt werden. In seinem Gesamtkollektiv fanden sich 43 Personen (29,3 %) mit einer positiven Allergieanamnese. Ein positiver Hauttest war lediglich bei zwei der allergiedisponierten Patienten nachweisbar, entsprechend 28,6 Prozent der insgesamt positiven Testpatienten. Somit erscheint es gerechtfertigt, daß Patienten mit allergiepositiver Anamnese nicht grundsätzlich von der Chemonukleolyse ausgeschlossen werden.

Der sogenannte Pricktest als Indikator für eine allergische Reaktion auf Chymopapain ist einfach durchzuführen und erlaubt eine zuverlässige Verringerung der Allergierate. Der Test wird unmittelbar vor Anwendung der Chemonukleolyse durchgeführt. In der Literatur ist der Test mit Chymopapain-Konzentrationen zwischen 10 mg/ml und 100 µg/ml beschrieben. Am praktikabelsten erscheint die Verwendung von Chymopapain in therapeutischer Konzentration (4 mg/ml), wobei die Aussagekraft des Tests durch die unterschiedliche Konzentration nicht beeinträchtigt wird (Grammer et al. 1988). Um eine Testbeeinflussung durch eine Enzymwirkung in der Haut zu verhindern, wird die Chymopapain-Lösung 24 Stunden bei Raumtemperatur gelagert. Danach hat sich das Enzym durch Autodiggestion selbst inaktiviert und weist keine enzymatische Aktivität mehr auf.

Als Negativ- und Positiv-Kontrollsubstanz dienen zum einen die Chymopapain-Pufferlösung (NaCl 0,5 %, $NaHCO_3$ 0,275 %, Phenol 0,4 %) und zum anderen Histamin-Lösung (Histamin-Phosphat 2,75 mg/ml). Der Test wird an der Innenseite eines Unterarms durchgeführt. Die Haut wird mit Alkohollösung gereinigt und jeweils ein Tropfen der Testsubstanz im Abstand von 5 cm auf die Haut gegeben; danach wird jeweils mit einer sterilen Prick-Nadel eine oberflächliche Hautverletzung im Zentrum des Flüssigkeitstropfens gesetzt

(Abb. 6.1 a). Der Hauttest wird unmittelbar vor der geplanten intradiskalen Chymopapain-Injektion durchgeführt (Cogen et al. 1985, Mayer et al. 1986), um eine wirksame Sensibilisierung durch den Test auszuschließen.

Der Test kann nach 15 Minuten abgelesen werden, hierzu wird die Flüssigkeit vorsichtig entfernt. Als positiv wird eine Quaddel von mindestens 3 mm Durchmesser mit begleitendem Erythem gewertet. Der Test ist negativ, wenn eine entsprechende Hautreaktion lediglich an der Histamin-Teststelle auftritt. Er ist positiv, wenn eine positive Reaktion sowohl an der Histamin- als auch an der Chymopapain-Teststelle erkennbar ist. Der Test ist nicht zu verwerten, wenn aufgrund einer allgemeinen dermatografischen Reaktion an allen Teststellen, somit auch an der Stelle der Negativkontrolle mit Pufferlösung, eine Quaddelreaktion zu finden ist (Abb. 6.1b).

Voraussetzung für die Aussagefähigkeit des Tests ist, daß 48 Stunden vor Testung keine Antihistaminika appliziert wurden. Die Allergietestung läßt somit eine Allergieprophylaxe mit H_1- und H_2-Blockern am Vortag nicht zu. Die Chymopapain-Testdosis ist bei Lagerung im Kühlschrank über mindestens vier Wochen verwendbar. Grammer und Mitarbeiter (1988) konnten nachweisen, daß auch noch sechs Monate alte Chymopapain-Lösungen zur Identifizierung von IgE- oder IgG-Antikörpern im Serum brauchbar waren. Hieraus kann man schließen, daß die Chymopapain-Lösung zur Allergietestung über mehrere Monate haltbar sein sollte.

Bei positivem Testergebnis ist eine Chymopapain-Injektion kontraindiziert, bei nicht verwertbarem Testergebnis sollte die Chymopapain-Injektion sorgfältig überdacht und überwacht werden.

Präoperativ kann der Prick-Test mit einer Chymopapain-Konzentration zwischen 100 Mikrogramm und 10 Milligramm pro ml durchgeführt werden. Am zweckmäßigsten erscheint es, die therapeutische Konzentration von Chymopapain (4 mg/ml) zu verwenden. Wird die fertig zubereitete Lösung 24 Stunden bei Raumtemperatur gelagert, hat sich das Enzym durch Autodiggestion selbst inaktiviert. Zusätzlich zu dem Chymopapain werden die Chymopapain-Pufferlösung und eine Histaminlösung (Histaminphosphat 2,75 mg/ml) auf die Innenseite des Unterarms aufgebracht. 15 Minuten nach dem Test kann der Befund abgelesen werden, wobei eine Quaddel von mindestens 3 mm Durchmesser

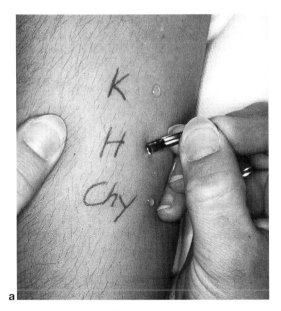
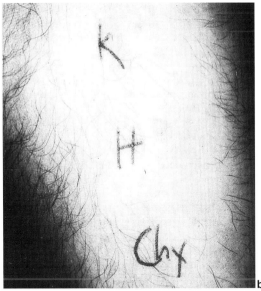

Abb. 6.1 a, b   Der Prick Test wird an der Unterseite des Armes durchgeführt (a); das negative Testergebnis ist gekennzeichnet durch eine positive Reaktion der Histaminteststelle (H) und eine negative Reaktion bei Chymopapain (Chy) und der Kontrolle (K); (b).

mit zusätzlichem Erythem als positive Reaktion anzusehen ist. Die angesetzte Chymopapain-Testdosis ist bei Lagerung im Kühlschrank bis zu 3 Monaten einsetzbar. Es darf vor dem Test keine Allergieprophylaxe mit Antihistaminika durchgeführt werden.

6.1.3 Bandscheibenpunktion

Die Punktion der Bandscheibe kann sowohl in lokaler Infiltrationsanästhesie als auch in Vollnarkose vorgenommen werden. Die Durchführung unter örtlicher Betäubung bietet den Vorteil der Vermeidung einer Nervenläsion durch die Punktionskanülen sowie der besseren Aussagekraft der Diskografie. Bei dieser kann der Patient über die Schmerzausstrahlung bei Instillation des Kontrastmittels berichten (memory pain). Das Auftreten einer allergischen Reaktion kann ebenfalls durch Interaktion mit dem Patienten früher erkannt werden.

Zur optimalen Versorgung der Patienten ist wegen der theoretisch möglichen Allergie bzw. Anaphylaxie die Anwesenheit eines Anästhesisten wünschenswert. Aus dem gleichen Grund muß der Patient nüchtern sein. Der Eingriff soll unter optimal sterilen Bedingungen im Operationssaal durchgeführt werden.

Als minimale technische Voraussetzung wird ein strahlendurchlässiger Operationstisch sowie eine Durchleuchtungseinheit mit Standbild und Dokumentationsmöglichkeit (z. B. Videoprinter) benötigt.

Wegen der möglichen allergischen Reaktionen und einer eventuell notwendigen Schockbehandlung sind alle wichtigen Hilfsmittel für eine Reanimation und Notfallnarkose bereitzuhalten und der Patient muß bereits mit einem venösen Zugang versorgt sein.

Hierzu gehören unter anderem:
1. Intubations- und Reanimationsmöglichkeiten
2. Volumensubstitution
3. 1000 mg Hydrokortison
4. Adrenalin

Bei Durchführung des Eingriffs sollte ferner ein Monitoring des EKG und des Blutdruckes durchgeführt werden.

Als Instrumentarium benötigt der Operateur nach Hautdesinfektion und sterilem Abkleben des Punktionsfeldes ein Zentimetermaß sowie zwei lange Punktionskanülen (18 G/9 cm und 22 G/15 cm) mit Mandrin, ein Lokalanästhetikum sowie wasserlösliches, myelografiegeeignetes Kontrastmittel (z. B. Solutrast 250M®). Die Spritzen müssen über einen Luerlockanschluß verfügen, da die intradiskale Injektion von Kontrastmittel oder Chymopapain-Lösung häufig gegen einen hohen Widerstand geschieht. Das Kontrastmittel sollte in cincr 5 ml-Spritze, das Medikament in einer 2 ml-Spritze appliziert werden. Bei größerem Spritzenvolumen kann nicht genügend Injektionsdruck aufgebracht werden. Für das Lokalanästhetikum ist eine 20 ml Spritze empfehlenswert. Bei konsequenter Einhaltung dieser Anordnung ist eine Unterscheidung der aufgezogenen Substanzen unproblematisch.

Zur Diskografie benötigt man zusätzlich einen druckfesten kurzen Verbindungsschlauch, um eine Strahlenexposition der Hände des Operateurs bei der gleichzeitigen Durchleuchtung zu vermindern.

Eine Allergieprophylaxe darf bei Anwendung des vorbeschriebenen Hauttestes erst nach Ablesen des Testes erfolgen, um eine Beeinflussung zu vermeiden. Wenn der Test negativ ausgefallen und die Entscheidung zur Injektion gefallen ist, kann die Allergieprophylaxe durchgeführt werden. Hierzu wird ein H_1- und H_2-Blocker intravenös appliziert. Eine Wirksamkeit dieser Maßnahmen konnte in groß angelegten Studien bisher jedoch nicht bewiesen werden (s. Kapitel 4.1.1).

Wird der Eingriff in Allgemeinanästhesie durchgeführt, so ist Halothan zu vermeiden, da es das Myocard für Katecholamine sensibilisiert. Diese sind als Notfall-Medikament beim allergischen Schock unverzichtbar. Zu bevorzugen ist aus diesen und den oben genannten Gründen die Lokalanästhesie. Hierbei können Nervenverletzungen bei der Punktion des Bandscheibenraumes vermieden werden und die Aussagekraft der Diskografie wird durch die Möglichkeit der Schmerz-

angabe des Patienten erhöht. Ebenfalls soll der wache Patient das Auftreten einer allergischen Reaktion durch Angabe von Unwohlsein ankündigen können (McDermott et al. 1985). Um schnell Maßnahmen ergreifen zu können, verfügt der Patient bereits ab Beginn der Allergietestung über einen großlumigen venösen Zugang, über den Elektrolytlösungen zugeführt werden. Der Zugang sollte mindestens zwei Stunden nach der Chemonukleolyse belassen werden, da fast alle anaphylaktischen Frühreaktionen in diesem Zeitraum post injektionem aufgetreten sind.

Der Patient wird zur Punktion der Bandscheibe auf der linken Seite gelagert. Die Punktion des Bandscheibenraumes wird durch ein leichtes rechtskonvexes Aufbiegen (Abb. 6.2) der Lendenwirbelsäule erleichtert. Hierzu wird dem Patienten ein aufblasbares Gummikissen unter die linke Flanke gelegt. Zur Stabilisierung dieser Lagerung wird der Oberkörper von zwei Stützen gehalten. Die Lordose wird durch fast rechtwinkeliges Anbeugen der Hüft- und Kniegelenke vollständig ausgeglichen. Zur Vermeidung von Druckstellen müssen die Beine gut abgepolstert werden. Nach sterilem Abwaschen und Abkleben des Punktionsfeldes, wobei die unteren Lendenwirbeldornfortsätze und der rechte hintere Beckenkamm als wichtige „Landmarks" freibleiben sollen, werden die unteren Lendenbandscheiben im seitlichen Strahlengang des Bildwandlers dargestellt (Abb. 6.3). Bei deutlich rechtsseitigem Aufbiegen der Lendenwirbelsäule ist durch entsprechende Korrektur an der Bildwandlerposition mit fußwärtiger Neigung des oberen Bildwandleranteils eine planparallele Einstellung der korrespondierenden Grund- und Deckplatten möglich. Zur Punktion des Bandscheibenraumes ist der laterale Zugang unabdingbar. Nur hierbei wird eine versehentliche

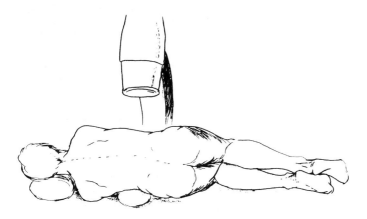

Abb. 6.2 Seitlagerung des Patienten; durch Unterlage eines Kissens in die Taille wird der Zugang zum Segment L5/S1 sowie L4/5 erleichtert.

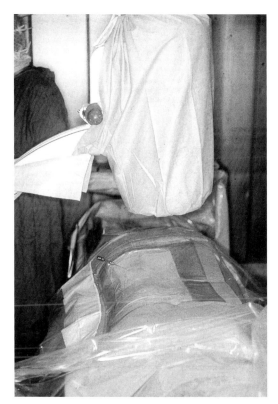

Die Haut wird zwischen 8 und 12 cm – abhängig vom Körperbau des Patienten – lateral der Dornfortsatzreihe dicht oberhalb des Beckenkammes punktiert. Der Vorteil der Seitenlage ist u.a., daß eine Punktion der nach ventral ausgewichenen Baucheingeweide vermieden wird. Die beschriebene Technik gilt jedoch nur für die unteren lumbalen Bandscheibenräume von L3/4 – L5/S1. Bei einer Bandscheibenpunktion weiter kranial ist der Verschmälerung der Rückenstreckmuskulatur und der Position der Niere Rechnung zu tragen. Insbesondere hier, aber auch in den unteren Segmenten muß sich der Operateur unbedingt am vorhandenen MRT oder Computertomogramm ein Bild über die individuelle Anatomie verschaffen und den Punktionszugang entsprechend modifizieren (Abb. 6.4). Sicherer ist jedoch in den oberen Lendenwirbelsäulensegmenten die Punktion unter CT- oder MRT-Kontrolle. Nach Festlegung der Punktionsstelle im vorgeschriebenen Abstand (8 – 12 cm) zur Mittellinie gehen wir dicht oberhalb des Beckenkammes ein und infiltrieren zunächst den Punktionsweg zum betroffenen Bandscheibenraum mit Lokalanästhetikum. Die Richtung der Nadel zur Sagittalebene beträgt 45° – 60°. Bei einem Winkel über 60° oder bei einem Abstand von der Mittellinie geringer als 8 cm besteht die Gefahr einer transduralen Punktion und somit die Möglichkeit einer intrathekalen Chymopapain-Applikation. Entsprechende Punktionsvariationen sind unbedingt zu vermeiden oder unter CT-Kontrolle durchzuführen. Nach Infiltration, insbesondere der Haut und des Punktionsweges, mit einem Lokalanästhetikum (in der Regel zwischen 10 und 15 ml) wird die 18G-Punktionskanüle bis an die äußere Bandscheibenbegrenzung herangeführt, die

Abb. 6.3 Eine transparente Operationsfolie ermöglicht ein komplettes Abdecken des Patienten, wobei eine Kontrolle der Lagerung jederzeit möglich ist.

Durapunktion sicher vermieden, die Nervenwurzelpunktion ist hierbei allerdings auch nicht auszuschließen.

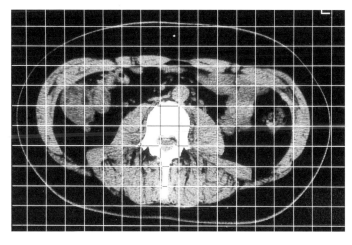

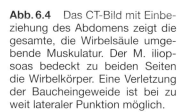

Abb. 6.4 Das CT-Bild mit Einbeziehung des Abdomens zeigt die gesamte, die Wirbelsäule umgebende Muskulatur. Der M. iliopsoas bedeckt zu beiden Seiten die Wirbelkörper. Eine Verletzung der Baucheingeweide ist bei zu weit lateraler Punktion möglich.

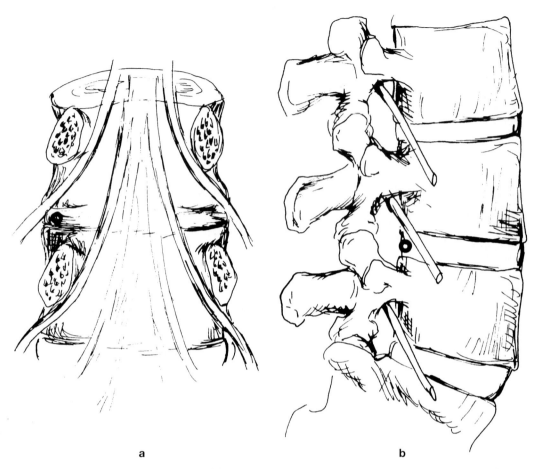

a   b

Abb. 6.5 a, b   Der ideale Eintrittspunkt (**o**) in die Bandscheibe liegt medial der ausgetretenen Nervenwurzel des nächst höheren Segmentes und lateral der segmentalen Nervenwurzel. Im Seitbild entspricht
dies der hinteren Begrenzung der Bandscheibe (b); im ap-Bild liegt der Punkt geringfügig medial der
seitlichen Bandscheibenbegrenzung dicht unterhalb der Wirbelkörpergrundplatte.

Nadelspitze findet sich dann röntgenologisch im
seitlichen Strahlengang, idealerweise in Höhe der
Wirbelkörperhinterkanten vor der Mitte oder an
der kranialen Begrenzung der Bandscheibe zur
Grundplatte. Im a.p. Strahlengang liegt die Nadel
etwas medial der seitlichen Wirbelkörperbegren-
zung, aber noch lateral des Bogenwurzelovals
ebenfalls in Höhe der Bandscheibe (Abb. 6.5 u.
Abb. 6.6).

Die äußere Kontur der Bandscheibe ist durch
einen prallelastischen, verstärkten Widerstand zu
ertasten. Die 18G-Kanüle soll nicht in den Anulus
vorgeschoben werden. Nach Entfernung des Man-
drins wird die 6 cm längere dünnere 22G-Kanüle
durch die liegende 18G-Kanüle in den Bandscheibenraum vorgeschoben. Bei Punktion des Anulus

fibrosus fühlt man in der Regel einen zähen, etwas
rauhen Widerstand, der bei Erreichen des Nukleus
pulposus wieder weicher wird.

Die Nadelspitze liegt nach ca. 2–4 cm im Nukleus pulposus (Abb. 6.7). Diese Nadellage wird
ebenfalls in der zweiten Ebene kontrolliert
(Abb. 6.8). Dabei projiziert sich die Nadelspitze
meist auf die Dornfortsatzreihe. Wenn die Nadelspitze im seitlichen Strahlengang zu weit ventral
vorgeschoben erscheint und im a.p. Strahlengang
nicht die Höhe der Dornfortsatzreihe erreicht, erfolgte die Punktion von zu weit medial und/oder
mit zu geringer Abwinkelung. Die Nadelspitze befindet sich dann allenfalls im punktionsseitigen
seitlichen Anulus, die Nadellage muß korrigiert
werden. Befindet sich hingegen die Nadelspitze

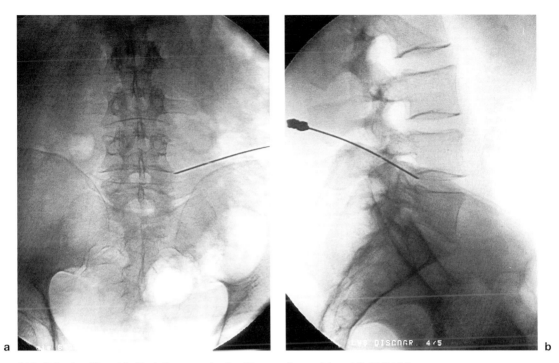

Abb. 6.6 a, b   Korrekte Nadellage am Anulus fibrosus im ap-(a) und Seitbild (b).

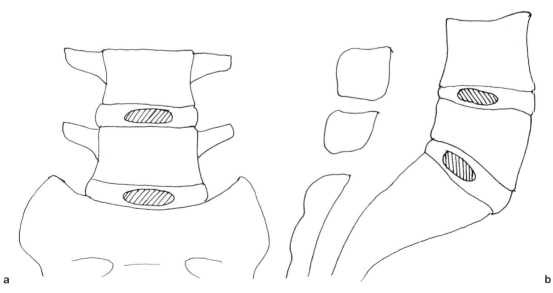

Abb. 6.7 a, b   Schemazeichnung der Nukleusposition im Bereich der unteren Lendenwirbelsäule im ap-
(a) und Seitbild (b).

im seitlichen Strahlengang im dorsalen Drittel des
Bandscheibenraumes und im ap Bild jenseits der
Dornfortsatzreihe, erfolgte die Punktion mit zu
großer Abwinkelung bzw. von zu weit lateral.

Auch diese Nadellage sollte korrigiert werden
(Abb. 6.9).

Bei geplanter Punktion des Bandscheibenraumes L5/S1 muß die Nadelspitze zusätzlich nach

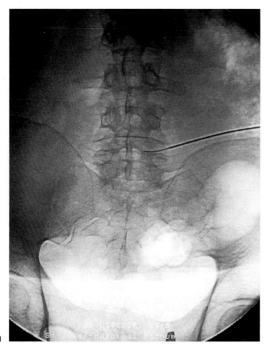
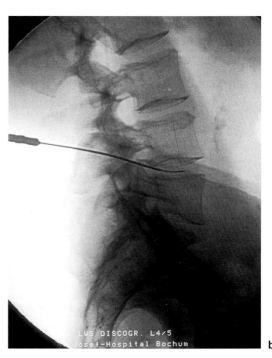

a   b

Abb. 6.8   Die Nadelspitze liegt bei L4/5 in beiden Ebenen im Nukleus pulposus. Es ist auf eine ausreichende Distanz zu den Grund- und Deckplatten zu achten.

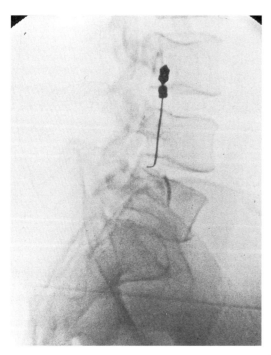

Abb. 6.9   Die Nadelspitze liegt zu weit dorsal im Anulus fibrosus. Diese Position kann nicht akzeptiert werden.

kaudal abgesenkt werden. Auch hier ist im seitlichen Strahlengang eine Plazierung der Nadelspitze an der hinteren oberen Kontur der Bandscheibe L5/S1 anzustreben. Stößt man beim Vorschieben der Nadel mehrmals an den Querfortsatz und ist eine Punktion des Bandscheibenraumes durch Führung der Nadel unterhalb des Querfortsatzes von L5 nicht möglich, sollte die Eingangsstelle durch die Haut nach medial kaudal korrigiert werden. Bei Behinderung des Punktionsweges durch das Wirbelgelenk ist häufig eine Hautpunktion weiter lateral hilfreich. Da die Punktion zur Bandscheibe L5/S1 häufig in steiler Richtung von kranial nach kaudal erfolgt, verhindert die frühzeitige Berührung der Deckplatte von S1 ein ausreichendes Voranschieben der Nadel in das Zentrum der Bandscheibe. Hierbei kann ein leichtes Vorbiegen der dünnen Injektionskanüle sowie eine Drehung der angeschliffenen Fläche der Nadelspitze zur Deckplatte hin (Abb. 6.10) ein ausreichendes Vorangleiten ermöglichen. Die Punktion muß immer mit eingeführtem Nadelmandrin erfolgen.

Nach sicherer Plazierung der dünnen Kanüle im Zentrum der zu therapierenden bzw. untersuchenden Bandscheibe wird der Mandrin entfernt und über den druckfesten Verbindungsschlauch Kon-

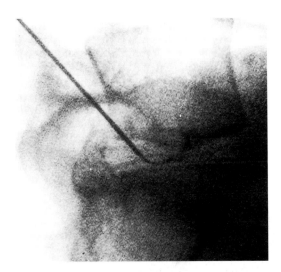

Abb. 6.10 Durch leichtes Vorbiegen der dünnen Nadel und entsprechende Ausrichtung des Anschliffs kann auch im Segment L5/S1 eine optimale Positionierung erreicht werden.

trastmittel unter permanenter Durchleuchtungskontrolle injiziert. Häufig ist eine Kontrastmittelinjektion von 1–2 ml ausreichend. Bei ungenügender Nukleusanfärbung und geringem Injektionswiderstand können bis zu 3 ml KM-Injektion erforderlich werden. Nur die vollständige Anfärbung des Nukleus pulposus erlaubt die zusätzliche Anfärbung einer Anulusfissur und die Darstellung einer subligamentären Kontrastmittelsichel (Abb. 6.11).

Dies ist erforderlich, um eine Interpretation des Diskografiebefundes und im Zusammenhang mit CT oder MRT eine Unterscheidung zwischen Bandscheibenprotrusion, subligamentärem und freiem Bandscheibensequester zu gewährleisten.

Bei frühzeitigem epiduralem Kontrastmittelübertritt ist die Injektion abzubrechen. Bei spätem epiduralem Kontrastmittelübertritt ist im Zusammenhang mit CT und MRT die Möglichkeit eines freien Bandscheibensequesters zu diskutieren und ggf. auch auf die Injektion des Enzyms zu verzichten. Eine intrathekale oder venöse Kontrastmittelanfärbung ist extrem unwahrscheinlich, führt aber wie die Darstellung eines frühen epiduralen Kontrastmittelabflusses zum sofortigen Abbruch des Verfahrens.

Nach sicherer Abbildung eines Diskogramms und Dokumentation kann das Medikament in einer Dosierung zwischen 2000 und 4000 Einheiten, entsprechend 1–2 ml Volumen, injiziert werden.

Nach unseren Erfahrungen kommt einer sogenannten Testinjektion mit anschließender 10-minütiger Wartezeit und anschließender Injektion, falls keine Reaktionen auftraten bei ansonsten sorgfältiger Abklärung einer vorbestehenden Allergiesierung keine besondere Bedeutung zu. Wir injizieren daher das Enzym langsam unmittelbar nach der Diskografie.

Wache Patienten beschreiben hierbei gelegentlich eine Schmerzverstärkung im Bein als Folge der intradiskalen Druckerhöhung, bedingt durch die injizierten Volumina. Relativ häufig werden auch Hautsensationen in Form von Kribbel- oder Wärmegefühl beschrieben, ohne daß sich manifeste allergischen Reaktionen entwickeln. Entsprechende Angaben sind daher nicht sofort als Vorboten einer Anaphylaxie zu werten; sie sollten jedoch immer zur erhöhten Aufmerksamkeit Anlaß geben.

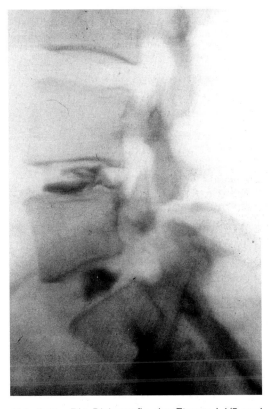

Abb. 6.11 Die Diskografie der Etagen L4/5 und L5/S1 zeigt eine noch nahezu erhaltene Sandwichstruktur L4/5 mit einer intradiskalen Fissur im hinteren Anulus fibrosus ohne Kontrastmittelabfluß und ohne subligamentäres Depot und ein Cotton ball L5/S1.

Der Patient sollte nach der Injektion immer für 20 Minuten im Operationsbereich kontrolliert werden. 96 Prozent aller bisher beschriebenen allergischen Reaktionen sind innerhalb dieses Zeitraumes nach der Injektion aufgetreten (Agre et al. 1984). Eine weitere engmaschige Beobachtung des Patienten über zwei Stunden im Aufwachraum oder auf der Intensivstation ist Standard. Danach ist das Auftreten einer ernsteren allergischen Reaktion unwahrscheinlich, der Patient sollte jedoch noch weiter in Beobachtung bleiben.

Die Injektion von Chymopapain kann in lokaler Infiltrationsanästhesie oder Vollnarkose durchgeführt werden. Eine Überwachung durch einen Anästhesisten oder einen entsprechend ausgebildeten Arzt ist empfehlenswert, ebenfalls kann eine präoperative Allergietestung empfohlen werden. Die Punktion erfolgt unter sterilen Bedingungen mit dem doppelten Nadelverfahren (18 und 22G mit Mandrin). Die 18G Punktionskanüle wird zunächst nach Infiltration der Haut und des Injektionsweges mit Lokalanästhetikum eingebracht. Hierbei wird dicht oberhalb des Beckenkammes und 8–12 cm lateral eingegangen. Nach Plazierung der dicken Nadel am Anulus kann anschließend mit der dünneren Nadel in den Nukleus eingegangen werden. Die Nadellage wird im ap und seitlichen Strahlengang kontrolliert. Nach Durchführung der Diskografie kann bei gegebener Indikation dann das Medikament injiziert werden, gegebenenfalls nach vorheriger Allergieprophylaxe mit H_1- und H_2-Blockern. Nach der Injektion sollte der Patient für mindestens 2 Stunden engmaschig überwacht werden.
Es werden bei geringgradig degenerierter Bandscheibe 1–2 ml Kontrastmittel injiziert. Die Medikamentendosis liegt zwischen 2000 und 4000 Einheiten, entsprechend 1–2 ml.
Cave: Vor der Injektion sollte unbedingt auf dem MRT oder auf dem CT die Lage des Kolon und der übrigen retroperitonealen Baucheingeweide bestimmt werden, um eine Fehlpunktion zu vermeiden.

6.2 Perkutane Nukleotomie

Zur Planung des Eingriffes sollte ein MRT oder CT der LWS vorliegen, dies ist wichtig um den Bandscheibenbefund zu beurteilen. Weiter sollen anatomische Varianten ausgeschlossen werden,

die zu einer Verletzung von Organen oder Gefäßen beim retroperitonalen Eingehen führen würden. Hierbei könnte es sich z. B. um ein stark nach retroperitoneal verlagertes Kolon handeln. Entsprechend den Literaturangaben ist es wünschenswert die CT- oder MRT-Untersuchung in Bauchlage anzufertigen, da hierbei das Kolon durch die Luftfüllung besser abgegrenzt werden kann (Abb. 6.12) Dieses macht in der Regel eine zusätzliche Untersuchung, mit körperlicher und finanzieller Belastung des Patienten notwendig. Außerdem sind die MRT Aufnahmen in der Bauchlage leicht veratmet und somit von minderer Qualität. Entsprechend der Abb. 6.12, die den Vergleich zwischen Bauch- und Rückenlage zeigt, ist eine akzeptable Beurteilung der Organe auch auf den MRTs oder CTs in Rückenlage möglich.

6.2.1 Lagerung des Patienten

Für die Lagerung des Patienten bestehen zwei Möglichkeiten. Die Seitenlagerung wird, wie zur Chemonukleolyse beschrieben, durchgeführt. Der Patient kann auch unter Zuhilfenahme eines Kissens oder einer Rolle für die Delordosierung auf den Bauch gelegt werden Abb. (6.13). Dies hat den Vorteil, daß ein zweiter Zugang zur visuellen Kontrolle der Therapie geschaffen werden kann. Der Arbeitszugang erfolgt in Abhängigkeit von dem jeweils anzuwendenden Instrumentarium von der betroffenen oder von der Gegenseite. Die Lagerung auf dem Bauch ermöglicht jedoch kein Abkippen des Beckenkamms bei dem Zugang zum Segment L5/S1 der somit technisch schwieriger wird. Sie hat allerdings den Vorteil, wesentlich stabiler als die Seitenlagerung zu sein, bei der ein zweiter Zugang zur Bandscheibe jedoch nicht möglich ist.

Die endoskopische Kontrolle soll ein zielgerichtetes Arbeiten und Greifen der Instrumente unter Sichtkontrolle ermöglichen.

Seitlagerung mit einem Kissen unter der Taille führt zu einer Erweiterung des Punktionsfensters im Bereich der unteren Segmente. In Bauchlage mit untergelegtem Kissen ist ein doppelseitiger Zugang zur Bandscheibe möglich.

6.2.2 Manuelle perkutane Nukleotomie

Bei der manuellen perkutanen Nukleotomie stehen für die letzte und vorletzte Bandscheibe zwei

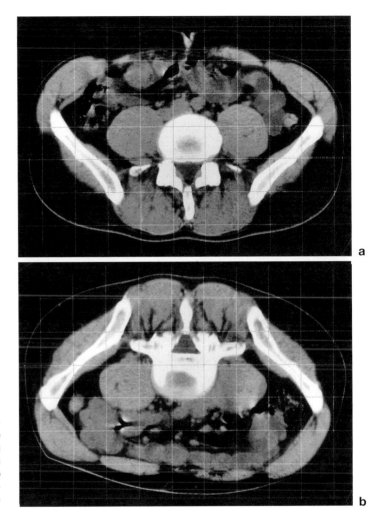

a

b

Abb. 6.12 Das CT in Rücken-(a) und Bauchlage (b) zeigt keine wesentliche Lageverschiebung der Organe bezogen die unteren Lendenwirbelsäulensegmente, so daß eine routinemäßige Untersuchung in Bauchlage nicht indiziert ist.

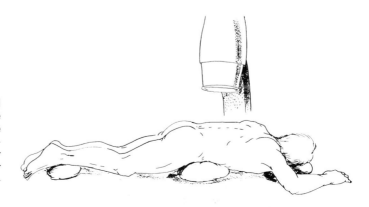

Abb. 6.13 In Bauchlage wird durch Kissenunterlage in Höhe der vorderen Beckenkämme eine Delordosierung erzielt. Diese Lagerung empfiehlt sich, wenn der Eingriff von zwei Zugängen zur betroffenen Bandscheibe durchgeführt werden soll.

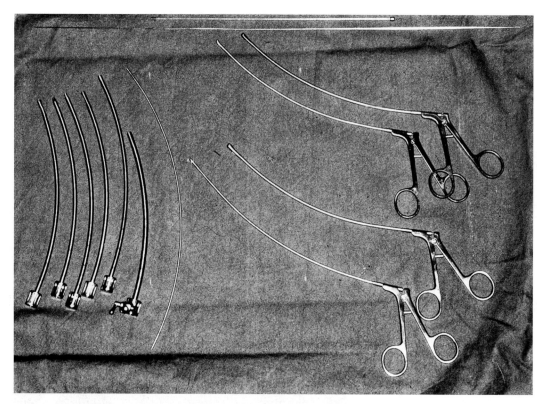

Abb. 6.14 Gebogenes Instrumentset. Dieses ist für den Zugang zum Segment L5/S1 hilfreich, da die Arbeitsrichtung sonst gegen die Deckplatte gerichtet ist (Aesculap, Tuttlingen).

verschiedene Instrumentarien zur Verfügung. Für die Eingriffe im Segment L4/L5 werden gerade Instrumente verwandt, während bei dem Zugang L5/S1 gebogene oder biegsame Instrumente benutzt werden müssen (Abb. 6.14). Die Technik und die einzelnen Operationsschritte sind jedoch mit Ausnahme der Benutzung von geraden bzw. gebogenen Kanülen und Faßzangen identisch.

Bei beiden Verfahren ist ein streng steriles Vorgehen notwendig. Der Operateur und die Operationsschwester sind steril eingekleidet, der Patient steril abgewaschen und mit einer durchsichtigen OP-Folie abgedeckt. Trotz dieses sterilen Vorgehens sind insbesondere bei der manuellen perkutanen Diskektomie bis zu 7 % Infektionen beschrieben (Schreiber et al. 1989). Daher wurde zunehmend die Forderung nach einer intraoperativen Antibiotikaprophylaxe gestellt. Diese kann auf zwei verschiedene Arten durchgeführt werden: durch die intraoperative Gabe von bandscheibengängigen Antibiotika 20–30 Minuten vor dem Eingriff und/oder durch die Instillation von lokal

wirksamen Antibiotika in den Bandscheibenraum. Hohe lokale Antibiotikakonzentrationen vermindern die Infektionsgefahr. Kambin und Schaffer (1989) berichteten, daß bei dieser Vorgehensweise keine Infektionen auftraten.

6.2.2.1 Zugang und Technik

Nach Lagerung des Patienten wird der Bildwandler zur achsengerechten Darstellung des zu behandelnden Segmentes justiert. Anschließend wird mit einem Markierungsdraht die Höhe der Bandscheibe und die Stichrichtung bestimmt. Darauf erfolgt 8–12 cm lateral der Dornfortsatzreihe daumenbreit oberhalb des Beckenkammes die Lokalanästhesie der Haut sowie des Stichkanals in der zuvor festgelegten Richtung. Hierbei ist darauf zu achten, daß das Lokalanästhetikum nicht so tief injiziert wird und eine Anästhesie der Wurzel resultiert, die die Gefahr der Nervenläsion erheblich vergrößert. Die Positionierung der Nadel wird

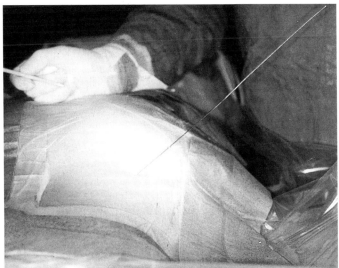

Abb. 6.15 Der Patient liegt auf dem Bauch; Blickrichtung von kranial. Der Führungsdraht für die manuelle perkutane Nukleotomie ist in der Bandscheibe plaziert. Der Bildwandler (re. Bildrand) ist für den seitlichen Strahlengang positioniert.

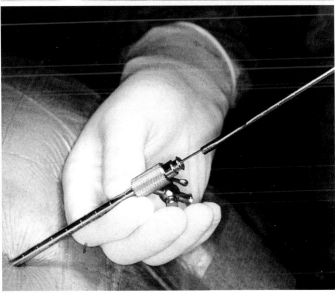

Abb. 6.16 Die Arbeitskanüle ist über den Führungsdraht bis zum Anulus fibrosus vorgeschoben; mit dem Trepanator wird der Anulus eröffnet.

ebenfalls mit dem Bildwandler kontrolliert und bei korrekter Nadellage erfolgt das Eingehen mit einem Führungsdraht in Richtung auf die Bandscheibe (Abb. 6.15). Hierbei ist eine Positionierung der Spitze in der Mitte der Bandscheibenhöhe im dorsalen Nukleusabschnitt angestrebt. Anschließend wird die Haut an der Eintrittsstelle des Führungsdrahtes mit dem Skalpell inzidiert. Nun wird der Weichteilkanal mit dem kanülierten Trokar aufbougiert bis letztlich die Arbeitskanüle eingeführt werden kann. Der Innendurchmesser beträgt 6 mm, der Außendurchmesser 7 mm. Der Eintrittspunkt in die Bandscheibe wird nochmal

mit dem Bildverstärker in 2 Ebenen kontrolliert. Die Arbeitskanüle wird jetzt mit der auf dem Körper des Patienten aufgelegten Hand fixiert und mit dem Trepanator wird der Anulus fibrosus eröffnet (Abb. 6.16). Durch erneutes drehendes Vorschieben der Arbeitskanüle wird diese im Anulus fibrosus circa 1 cm tief „verankert".

Zusätzlich zu der oben aufgeführten Standardmethode der perkutanen Nukleotomie kann noch auf der Gegenseite ein Zugang zur Bandscheibe für eine Optik geschaffen werden. Hierfür sind die Arbeitsschritte identisch mit denjenigen zur Einbringung der Arbeitskanüle. Nachdem diese plaziert ist muß jedoch zunächst ohne Sicht Gewebe aus der Bandscheibe entnommen werden, um einen Raum zu schaffen, in den man mit der Optik hineinsehen kann. Dann ist es möglich, gezielter Bandscheibengewebe aus dem dorsalen Bandscheibenraum zu entfernen und eventuell auch partiell prolabiertes Bandscheibengewebe zurückzuholen. Zur Vorbereitung auf die perkutane Nukleotomie insbesondere unter optischer Kontrolle empfiehlt Kambin die vorhergehende Injektion von Methylenblau, da dieses die präformierten Hohlräume und eventuellen Prolapswanderwege anfärbt, so daß eine gezieltere Entfernung von prolabiertem Nukleus pulposus Gewebe möglich ist.

Hoogland und Scheckenbach (1995) berichteten über die Entfernung von Sequestern aus dem dorsalen Anteil der Bandscheibe ohne optische Kontrolle. Wurde bei dem Eingriff der manuellen perkutanen Nukleotomie nach unmittelbar vorausgegangener low-dose Chemonukleolyse ein solcher Sequester entfernt, so zeigten sich bessere Ergebnisse, als wenn nur kleine Bandscheibenfragmente gewonnen wurden.

6.2.2.2 Fehler und Gefahren

Für eine korrekte Punktion des Zwischenwirbelraumes ist eine exakte Ausrichtung des Bildwand-

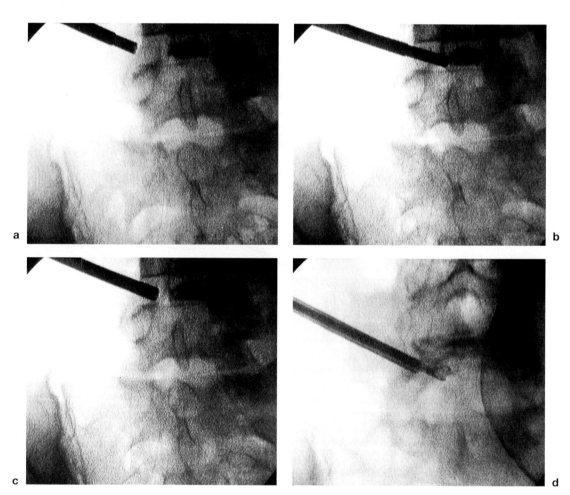

Abb. 6.17 a–d   Der dünne Führungsdraht knickt leicht ab und muß dann vor der Trepanation des Anulus fibrosus entfernt werden. Die ideale Position des Trepanators liegt an der seitlichen Bandscheibenkontur L4/5 (a), Vorschieben des Trepanators (b), im Anulus gesicherte Arbeitskanüle (c), Kontrolle der Position der Arbeitsinstrumente (d).

lers mit paralleler Abbildung der Deckplatten wichtig, da nur hierunter eine korrekte Kontrolle der Kanülen- und Zangenposition möglich ist.

Die Tiefe der Arbeitskanüle sollte durch einen Anschlag an der Haut begrenzt und ständig mit der am Körper des Patienten abgestützten Hand fixiert sein, damit diese nicht während des Arbeitsvorganges vorgeschoben oder herausgezogen wird. Die Entnahme von Gewebe aus dem Bandscheibenraum soll mit dem Bildwandler kontrolliert werden, um eine Perforation des gegenüberliegenden oder ventralen Anulus zu vermeiden (Abb. 6.17, 6.18). Zu laterales und ventrales Eingehen ist unerwünscht, da die Gefahr der Verletzung intraperitonealer Organe besteht.

Gibt der Patient beim Vorschieben des Trokars ins Bein ausstrahlende Schmerzen an, so sollte dieser zurückgezogen und neu plaziert werden. Ins Bein ausstrahlende Schmerzen beim Aufbougieren sind ebenfalls eine Indikation einen anderen Zugang zu wählen, da es anderenfalls zur Verletzung der Nervenwurzel kommen kann. Neben der Nervenwurzelverletzung ist die Blutung aus dem lumbalen Venengeflecht die wesentlichste Komplikation.

Für die Entfernung des Bandscheibenmaterials stehen, abhängig vom jeweiligen Set, Faßzangen in unterschiedlichen Größen, zum Teil mit retrograder Arbeitsrichtung zur Verfügung. Im vorderen Anteil flexible Zangen können mit Hilfe einer zusätzlichen Führungshülse in den dorsalen Bandscheibenraum gelenkt werden. Vor der Anwendung muß sich der Operateur überzeugen, wie weit die Arbeitsinstrumente im Vergleich zur Länge der Führungskanüle vorgeschoben werden können. Die Plazierung der Führungskanüle muß immer so erfolgen, daß die Instrumente den Bandscheibenraum nicht verlassen können.

Es ist darauf zu achten, daß möglichst das Bandscheibengewebe aus dem dorsalen Anteil entnommen wird. In Abhängigkeit von Form und Funktion der Faßzange können hierbei sowohl Nukleus pulposus als auch Anulus fibrosus Anteile entfernt werden. Es wird so lange Bandscheibengewebe entnommen, bis eine Menge von ca. 2 g entfernt wurde. Klinische Untersuchungen von Graham (1989), Hijikata (1989) und Kambin und Schaffer (1989) und Steffen (1993) haben gezeigt, daß gute klinische Ergebnisse bei der Entfernung von 1,5 – 2 g Bandscheibengewebe erwartet werden können, während die Entnahme von mehr als 5 g zu einer erheblichen Höhenminderung der Bandscheibe führt und so eine mögliche Ursache für die klinisch schlechten Ergebnisse darstellt.

Parallele Ausrichtung des Bildwandlers zu den Wirbelkörpergrund- und deckplatten.
Markierung der Stichrichtung mit einem Draht.
Lokalanästhesie und Eingehen mit dem Trokar in Richtung auf die dorsalen Bandscheibenabschnitte.
Diskografie mit Kontrastmittel und eventuell Methylen Blau.
Aufbougieren des Zugangs bis die Arbeitskanüle eingeführt werden kann und verankern derselben circa 1 cm tief in der Bandscheibe.
Gegebenenfalls 2. Zugang für die Optik.
Entfernen von Gewebe aus dem Nukleus pulposus und dem dorsalen Anulus fibrosus mit den verschiedenen Faßzangen.
Zu entfernende Menge ca. 2 g.

6.2.3 Automatisierte perkutane Nukleotomie

Für die automatisierte lumbale perkutane Nukleotomie (APLD) steht ein Einmalset von Instrumenten zur Verfügung. Neben dem Einmalset wird eine Konsole, die aus einem elektrisch betriebenen Bedienerpult und einem Fußhalter besteht, benötigt. Außerdem ist zum Betrieb ein Druckluft-

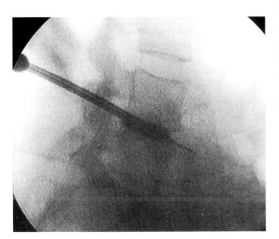

Abb. 6.18 Primär falsche Position des Führungsdrahtes am lateralen Anulusrand. Der Führungsdraht wurde bei der Plazierung der Arbeitskanüle weiter vorgeschoben. Hierbei kann es zu Darm- und Gefäßverletzungen kommen.

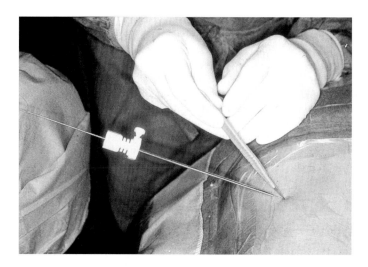

Abb. 6.19 Patient zur APLD in Bauchlage. Der Führungsdraht ist in 60° Abwinklung im hinteren Nukleus positioniert. Eine Stichinzision der Haut an der Eintrittsstelle des Führungsdrahtes erleichtert das Einbringen der Führungskanüle mit dem Dilatator.

anschluß notwendig, der ein Vakuum für Spülung und Aspiration der Bandscheibenfragmente erzeugt.

Die Lagerung des Patienten ist vergleichbar mit der zur manuellen perkutanen Nukleotomie. Nach Ausrichtung des Bildwandlers und Lokalanästhesie (Kap. 6.1.3 und 6.2.2) muß der Führungsdraht wegen seines größeren Durchmessers parallel zur Diskografienadel plaziert werden. Die bereits beschriebenen Vorsichtsmaßnahmen sind auch hier zu beachten. Die Durchleuchtungskontrolle in zwei Ebenen soll die Führungsdrahtspitze im zentralen Nukleus pulposus zeigen. Nach Stichinzision der Haut wird die Führungskanüle zusammen mit dem Dilatator über den Führungsdraht mit mäßigem Druck und schraubenden Bewegungen an den Anulus fibrosus herangeführt (Abb. 6.19). Beim Andruck gegen den Anulus dürfen keine radikulären Schmerzen auftreten. Der ideale Eintrittspunkt liegt in der Achsel der ausgetretenen Nervenwurzel des nächsthöheren Segmentes und lateral der Nervenwurzel des betroffenen Segmentes. Röntgenologisch entspricht dies der hinteren Bandscheibenkontur im Seitbild und im ap-Bild der Höhe des Bogenwurzelovals (Abb. 6.5). Bei leichtem Druck auf die äußere Führungskanüle wird der Dilatator entfernt und der Trepanator über den Führungsdraht in der Arbeitskanüle vorgeschoben. Durch Druck gegen den Anulus wird noch einmal überprüft, ob eine radikuläre Schmerzprovokation vorliegt und danach der Anulus fibrosus durch drehende Bewegungen fenestriert. Abschließend wird die Führungskanüle zur Verankerung ca. 5 Millimeter in den Anulus fi-

brosus vorgeschoben und abschließend die Arbeitstiefe am Hautniveau gesichert. Hierdurch wird verhindert, daß während des Absaugprozesses Arbeitskanüle und Nukleotomiesonde gemeinsam tiefer in den Bandscheibenraum eindringen können (Abb. 6.20). Die Längenabstimmung Arbeitskanüle-Nukleotomiesonde verhindert eine Verletzung des gegenüberliegenden Anulus fibrosus und schützt so die ventrale Bandscheibenbegrenzung.

Durch die fixierte Führungskanüle wird die Nukleotomiesonde eingeführt und mit der Dichtungsmutter konnektiert, so daß ein ausreichender Saugeffekt erreicht wird. Bei maximal eingeführter Nukleotomiesonde erfolgt eine erneute Röntgen-Kontrolle im ap und seitlichen Strahlengang. Bei regelrechter Lage kann jetzt der Schneide- und Absaugprozeß begonnen werden. Zu Beginn der Absaugung erscheint die Spülflüssigkeit immer blutig tingiert, bedingt durch die Manipulationen bei der Trepanation des Anulus fibrosus. Dieses Phänomen muß kurzfristig verschwinden. Im weiteren Verlauf bleibt die Spülflüssigkeit klar. Zu Beginn des Verfahrens wird mit maximaler Schneiderate gearbeitet, um ein Verstopfen der Sonde zu verhindern. Im weiteren Verlauf wird eine mittlere Schneiderate mit verlängerter Ansaugphase zur Optimierung der Abtragsrate eingestellt. Durch Drehen des Nukleotoms sowie langsames Vor- und Zurückschieben bei fixierter Führungskanüle kann das Saugfenster immer wieder in Kontakt mit Nukleusgewebe gebracht werden. Dieser Effekt kann durch zusätzliche leichte Bewegungen an der Führungskanüle unterstützt wer-

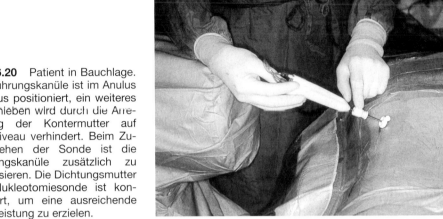

Abb. 6.20 Patient in Bauchlage. Die Führungskanüle ist im Anulus fibrosus positioniert, ein weiteres Vorschieben wird durch die Arretierung der Kontermutter auf Hautniveau verhindert. Beim Zurückziehen der Sonde ist die Führungskanüle zusätzlich zu stabilisieren. Die Dichtungsmutter der Nukleotomiesonde ist konnektiert, um eine ausreichende Saugleistung zu erzielen.

den. Während des gesamten Vorgangs darf der Patient keinerlei radikuläre Schmerzen angeben. Übermäßige kranial und kaudal Bewegungen sind zu vermeiden, da hierbei die Gefahr der Bandscheibenendplattenverletzung besteht.

Das Erreichen des Bandscheibenraumes L4/L5 ist mit der geraden Führungskanüle problemlos möglich. Wegen der Höhe des Beckenkammes bestehen jedoch Probleme, über die gerade Kanüle die Sonde bei L5/S1 in der Mitte der Bandscheibe und parallel zu den Deckplatten zu plazieren. Für dieses Segment wurde daher eine gebogene Führungskanüle entwickelt. Das Einführen der Kanüle geschieht entsprechend der für die gerade Kanüle beschriebenen Technik. Die weiteren Instrumente sind flexibel und passen sich der Krümmung der Führungskanüle an. Es sollte jedoch darauf geachtet werden, daß das Schneidefenster der Nukleotomiesonde bei Einführung in die Führungskanüle zur konkaven Seite zeigt, da diese innen zur Verminderung der Reibung mit Teflon beschichtet ist und diese Schicht bei konvexseitiger Einstellung des Fensters zerstört würde. Die höhere Reibung macht bei den gebogenen Instrumenten eine noch sorgfältigere Kontrolle der Kanülen und der Nukleotomlage mit dem Bildwandler notwendig, da ein Verrutschen der Kanüle leichter als bei der geraden Sonde in den höheren Bandscheibensegmenten möglich ist.

Da sowohl mit der geraden als auch mit der gebogenen Führungskanüle des Nukleotoms ein ausreichend sicheres Erreichen des hinteren Bandscheibenraumes nicht möglich war, und Band-

scheibengewebe überwiegend zentral aus dem Nukleus pulposus entfernt wurde, sind neue Nukleotomspitzen entwickelt worden. Außerdem sollen am Ende flexible Nukleotomspitzen zusätzlich mit einer Optik ausgerüstet werden. Es wird somit möglich, zum einen den Arbeitsvorgang in der Bandscheibe optisch zu kontrollieren und zu steuern, zum anderen kann durch Abwinkelung der Nukleotomspitze besser der dorsale Bandscheibenraum der Gegenseite erreicht werden. Diese Sonde muß somit von der nicht betroffenen Seite eingeführt werden. Aufgrund der besseren dorsalen Entfernung von Bandscheibengewebe und ggf. auch dem Ansaugen von prolabierten Nukleusgewebe aus den dorsalen Anteilen des Faserringes sollen bessere klinische Ergebnisse erreicht werden. Bis jetzt liegen jedoch nur Einzelfallberichte vor, so daß die Ergebnisse größerer Multizenterstudien abgewartet werden müssen.

Für die Resektion stehen Arbeitssonden mit 2 oder 2,5 mm Durchmesser zur Verfügung. Die Dauer der Behandlung beträgt in der Regel 40 Minuten, sollte aber so lange fortgesetzt werden, bis kein Material mehr gewonnen werden kann. Das bei dem Eingriff gewonnene Gewebe wird in einem Behälter gesammelt und kann anschließend gewogen werden. Aufgrund der Aufschwemmung in der Spülflüssigkeit liegt dieses Gewicht jedoch erheblich über dem Bandscheibenfrischgewicht. Das nach Kochsalzaufschwemmung bestimmte Nukleusgewicht entspricht 191 % des Bandscheibenfrischgewichtes (Shea et al. 1994). Die Menge an entferntem Bandschei-

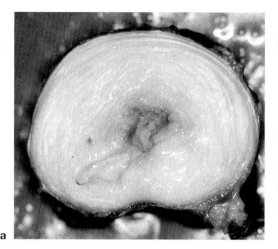
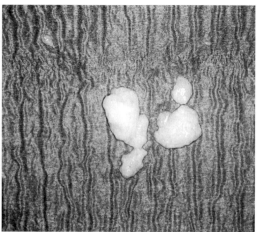

a   b

Abb. 6.21 a, b   An einem Bandscheibenpräparat (a) wurde eine automatisierte Nukleotomie im Bereich des zentralen Nukleus, sowie im posterolateralen Nukleus der Punktionsseite durchgeführt. Das gewonnene Material (b) entspricht einem Bandscheibenfeuchtgewicht von ca. 1,2 Gramm.

bengewebe sollte zwischen 1,5 und 2 g Frischgewicht liegen, da über gute klinische Ergebnisse bei der manuellen perkutanen Nukleotomie nach Entfernung von 1,5 bis 1,9 g Nukleusgewebe berichtet wurde (Graham 1989, Hijikata 1989, Kambin und Schaffer 1989; Abb. 6.21).

Blutungen dürfen während der automatisierten perkutanen Nukleotomie nur von oberflächlichen Gefäßen, bedingt durch die Hautinzision, auftreten. Zu Beginn des Arbeitsvorganges tritt regelmäßig eine schnell abnehmende Blutbeimengung auf (Davis 1989). Während der Entfernung von Bandscheibenmaterial durch das Nukleotom sollte kein Blut aspiriert werden.

Blutungen können im wesentlichen nur in 3 Fällen auftreten:
1. vom Vorschieben in der Sonde verbliebenes Blut wird aspiriert,
2. die Arbeitskanülenspitze liegt dem Anulus fibrosus nicht an,
3. Endplattenarosion.

Durchführung der APLD mittels Einmalset
Ausrichten des Bildwandlers parallel zu den Bandscheibengrund- und deckplatten.
Markierung der Stichrichtung mit dem K-Draht unter Bildwandlerkontrolle, anschließend Lokalanästhesie der Haut und des Stichkanals, nicht der Nervenwurzel.

Vorschieben des Führungsdrahtes in Richtung auf die Bandscheibenhinterkante ins Bandscheibenzentrum.
Einbringen der Führungskanüle mit dem konischen Dilatator.
Einführen des Trepanators und Inzision des Anulus fibrosus.
Vorschieben der Führungs- und Arbeitskanüle in den äußeren Anulus.
Einbringen der Nukleotomsonde und Anschluß der Dichtungsmutter an die Führungskanüle.
Beginn des Eingriffs mit zunächst maximaler Schneiderate, anschließend Reduzierung.
Empfohlene Dauer 40 Minuten.
Bei Aspiration von Blut Kontrolle der Nukleotomposition.
Bei anhaltender Aspiration von Blut Abbruch des Verfahrens.

6.2.3.1 Intraoperative Komplikationen

Die Verletzung der Nervenwurzel durch den Führungsdraht, den Dilatator oder den Trepanator stellt die wesentlichste Komplikation dar. Darüberhinaus können vaskuläre Komplikationen durch die Verletzung größerer Gefäße sowie der Baucheingeweide beim Abgleiten an der Bandscheibe auftreten. Die Diszitis stellt insbesondere bei der manuellen perkutanen Diskektomie eine wesentliche Komplikation dar, die durch die intraoperative Antibiotikagabe vermindert werden kann.

Duraverletzungen sind bei zu medialer Lage des Zugangs oder durch Eindringen in das Foramen intervertebrale beschrieben.

6.2.3.2 Was tun bei Komplikationen

Bei Blutdruckabfall ist sofort an eine Gefäßverletzung zu denken. Eine Peritoneallavage und Abdomensonografie verschaffen schnell Klarheit.

Bei vaskulären Komplikationen mit starkem Hb Abfall ist eine operative Revision und Gefäßnaht notwendig. Dies ist insbesondere bei Verletzung der Iliakal- und Sakralgefäße der Fall. Blutungen aus den dorsalen Ästen der Lumbalgefäße (Abb. 6.22) tamponieren sich selbst, können allerdings zu massiven retroperitonealen Haematomen, mit länger andauernden Beschwerden führen. Bei gesicherter Verletzung des Darmes ist eine sofortige Naht des Defektes notwendig um eine Peritonitis zu vermeiden.

Liegt im Anschluß an die perkutane Nukleotomie eine Nervenverletzung vor, so kann diese zum einen durch Druck der Arbeits- und Führungskanüle oder bei unsachgemäßer Handhabung durch den Trokar, den Trepanator oder die Nukleotomsonde selbst entstehen. Bei einem strukturellen Schaden mit Substanzdefekt durch ein schneidendes Instrument ist keine wesentliche Besserung der Symptomatik zu erwarten. Eine spezielle Therapie zur Besserung der Befunde kann mit guten Erfolgsaussichten nicht angeboten werden. Eine eventuelle Nervennaht hat eine unsichere Prognose.

Liegt eine reine Druckschädigung durch die Führungskanüle ohne Substanzdefekt vor, so ist die Therapie mit steroidalen und nicht steroidalen Antiphlogistika und sonstigen abschwellenden Maßnahmen sowie die Gabe von neurotropen Vitaminen zu empfehlen. Je nach Intensität und Dauer der Druckschädigung kommt es dann zu einer Erholung des Nervens innerhalb weniger Stunden oder Tage, bis hin zu 4 Monaten.

Duraverletzungen können, wie im vorhergehenden aufgeführt, ebenfalls rein den Durasack oder zusätzlich die in ihm befindlichen Nervenfasern betreffen. Je nach Größe des Duradefektes und Lage desselben kann es zu einem Liquorverlustsyndrom und ggf. einer Liquorfistel kommen. Als Therapie bei Liquorverlust empfiehlt sich die Gabe von 2–3 l 0,5%iger Glukoselösung mit As-

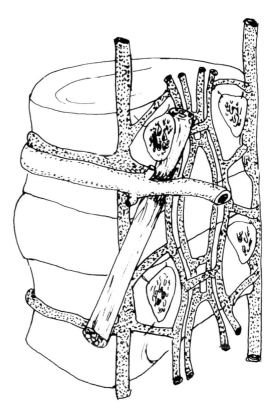

Abb. 6.22 Im Bereich der idealen Punktionsstelle des Bandscheibenraumes befindet sich ein dichtes Venengeflecht, so daß venöse Blutungen im Rahmen des Punktionsvorganges relativ häufig sind. Diese Blutungen sistieren in der Regel spontan nach geringfügige Korrektur des Punktionsweges.

pisol (max. 2 g) oder Novalgin (max. 2,5 g) pro Liter. Kommt es zu keinem Sistieren des Liquorverlustes so kann die Injektion von Blut als Blutpatch, das zu einer Verklebung des Defektes führt, versucht werden. Ist dies erfolglos, so empfiehlt sich wie bei der chronischen Liquorfistel die operative Revision des Defektes.

Bestehen nach der perkutanen Nukleotomie weiter Beschwerden, so ist mit einer sorgfältigen klinischen Untersuchung ein lokales Lumbalsyndrom mit reinen Rückenschmerzen von einem weiter bestehenden radikulären Lumbalsyndrom abzugrenzen. Bei dem Vorliegen eines weiter bestehenden radikulären Lumbalsyndromes ist eine erneute Untersuchung mit bildgebenden Verfahren, MRT oder CT zum Ausschluß einer weiterhin klinisch relevanten Bandscheibenprotrusion oder eines sequestrierten Bandscheibenvorfalles notwendig.

Nehmen die Bein- und Rückenschmerzen zu und besteht ein starker Lendenwirbelsäulenklopfschmerz, so ist auch, ohne daß eine erhöhte Körpertemperatur vorliegt, an eine Diszitis zu denken. Es sollte umgehend eine laborchemische Abklärung und Therapie durch erneute Punktion der Bandscheibe mit Hilfe der manuellen perkutanen Nukleotomie zur Druckentlastung und Erregergewinnung und sich daran anschließender antibiotischer Therapie und Ruhigstellung erfolgen.

Bei Hb-Abfall sofort an eine Gefäßverletzung denken und entsprechende Maßnahmen ergreifen: Sonografie des Abdomens, Peritoneallavage ggf. Laparoskopie.
Strukturelle Nervenverletzungen sind irreversibel. Bei Druckschädigung parenterale Kortisongabe.
Duraverletzungen: symptomatische Therapie des Liquorverlustsyndroms, Blutpatch, operative Revision.
Bestehen radikuläre Schmerzsymptome fort, zunächst konservative Behandlung, führt das auch zu keinem Erfolg, erneute bildgebende Diagnostik.
Bei Verdacht auf Diszitis erneute Punktion der Bandscheibe zur Druckentlastung und Erregergewinnung. Anschließend systemische antibiotische Therapie und Ruhigstellung.

6.3 Lasertherapie der Bandscheibe

Die Lasertherapie der Bandscheibe befindet sich noch am Anfang der Entwicklung. Es existieren wenig prospektiv vergleichende Studien zur Wirksamkeit und zum Wirkmechanismus.
Klinische Erfahrungen mit der Laserenergieanwendung zur Therapie des lumbalen Bandscheibenvorfalls liegen im wesentlichen für folgende Lasertypen vor: Neodym-YAG 1,064 μm und 1,320 μm, Holmium-YAG 2,1 μm und KTP-532 (Potassium-Titanyl-Phosphat) mit einer Wellenlänge von 0,532 μm. In einer experimentellen Studie von Choy und Mitarbeitern (1991) wurde die vaporisierte Menge Bandscheibengewebe mit 93 mg pro 600 J für den Neodym-YAG (1,064 μm) und 80 mg pro 600 J für den Holmium-YAG (2,1 μm) angegeben.

Die Indikation zur Laserdekompression wurde von Choy und Mitarbeitern (1992) auf geschlossene, nicht sequestrierte Bandscheibenvorfälle begrenzt. Bei dem klinischen Bild einer Ischialgie soll eine konservative Therapie von mindestens 6 Wochen erfolglos vorausgegangen sein. Fortgeschrittene Bandscheibendegeneration, Spinalkanalstenose, laterale Rezessusstenose und Spondylolisthese wurden als Ausschlußkriterium angegeben.

Ohnmeiss und Mitarbeiter (1994) weisen darauf hin, daß Patienten zur Lasertherapie genauso sorgfältig ausgesucht werden müssen wie solche zur offenen Bandscheibenoperation. In einer Studie zur Bedeutung der Patientenauswahl konnten sie nachweisen, daß lediglich in der Gruppe der Patienten die die Indikationskriterien: dominierender Beinschmerz, neurologischer Befund, diskographische Bestätigung eines geschlossenen Bandscheibenvorfalls und fehlen von Spinalkanalstenose und Spondylolisthesen erfüllten, eine akzeptable Erfolgsrate von 70 % aufwiesen. Patienten die diese Kriterien nicht erfüllten zeigten lediglich eine Erfolgsrate von 28,6 % während die Patienten, die nicht sicher einer dieser Gruppen zuzuordnen waren noch eine Erfolgsrate von 55,6 % aufwiesen. Die Autoren weisen insbesondere auf die Bedeutung der Diskografie hin, die als einzige Untersuchungsmethode einen geschlossenen Bandscheibenvorfall durch fehlenden Kontrastmittelabfluß identifizieren kann.

6.3.1 Zugangstechnik und Geräteeinstellung

Die Vorbereitungen zur Laserbehandlung der Bandscheibe entsprechen derjenigen bei der perkutanen Nukleotomie (siehe Kapitel 6.2). Der Eingriff wird auch in Lokalanästhesie durchgeführt. Der Patient wird je nach der bevorzugten Technik entweder auf den Bauch gelegt – hier erfolgt dann eine Kissenunterlage unter das Abdomen – oder er wird auf der kontralateralen Seite gelagert. Darauf erfolgt die Lokalanästhesie 8–12 cm lateral der Dornfortsatzreihe dicht oberhalb des Beckenkammes. Anschließend wird mit einem Bildwandler die Stichrichtung der Nadel kontrolliert und diese gegen eine 18 Gauge (G) Nadel ausgetauscht. Mit dieser wird dann der Wirbelkörperzwischenraum punktiert.

Aufgrund der Absorption der Laserenergie durch die Standardmetallnadeln ist eine Erwärmung der Nadel bei nicht ganz korrekter Faserlage

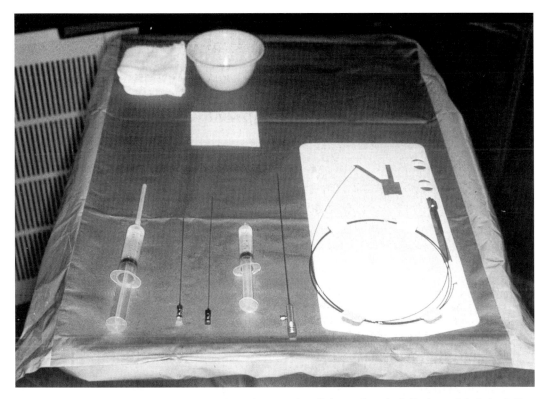

Abb. 6.23   Das Diskografie- und Laserset bestehen aus (von links nach rechts): Spritze mit Lokalanästhetikum, Diskografienadeln, Spritze mit Kontrastmittel, Lasernadel und Lasersonde. Auf eine entsprechende Pflege der Lasersondenspitze ist zu achten, um einerseits eine Beschädigung des Gerätes zu vermeiden und andererseits eine effektive Energieapplikation zu erzielen.

oder einem Bruch in der Faser nicht auszuschließen. Es könnte dann zu einer Erhitzung der Nadel mit Verbrennung des Patienten kommen. Daher sind für die Laseranwendung spezielle, goldbeschichtete Nadeln zu verwenden, die die Laserstrahlen besser als die Standardnadeln reflektieren und somit die Gefahr einer thermischen Verletzung erheblich reduzieren (Abb. 6.23).

Wurde diese Nadel primär im Nukleus plaziert, so erfolgt die Bildwandlerkontrolle der Nadelspitze in zwei Ebenen. Anschließend sollte eine Diskografie durchgeführt werden, sofern dies nicht bereits in einer vorhergehenden Sitzung erfolgt ist. Der Zeitpunkt der Diskografie in Zusammenhang mit der Lasertherapie wird kontrovers diskutiert. Einige Autoren führen sie in einer, andere wiederum in zwei Sitzungen durch. Im Gegensatz zur Chemonukleolyse ist die Lasertherapie an der Bandscheibe bei einem Kontrastmittelabfluß nicht kontraindiziert. Über die Wirksamkeit bei subligamentären Sequestern bestehen aller-

dings divergierende Auffassungen und beim Vorliegen von freien Sequestern ist die Indikation zur offenen Revision gegeben. Die Indikation zur Lasertherapie bei subligamentären Sequestern sollte zurückhaltend gestellt werden, da die Verminderung des Druckes im Nukleus nicht unbedingt auch den subligamentären Sequester erreicht. Außerdem zeigt gerade die Chemonukleolyse bei diesen Patienten eine hohe Rate guter und sehr guter Resultate.

Ist nach Durchführung der Diskografie die Indikation zur Laserbehandlung der Bandscheibe gestellt worden, so wird nach Einbringen der Laserkanüle die Faser eingeführt. An die Plazierung der Laserkanüle sind hohe Anforderung zu stellen, da ein direkter Kontakt der Laserfaser mit den Grund- und Deckplatten vermieden werden muß, um eine Verletzung dieser Strukturen durch die Laserenergie zu vermeiden. Dies gestaltet sich insbesondere im Segment L5/S1 schwierig, so daß wir hier regelmäßig den gebogenen Arbeitstrokar

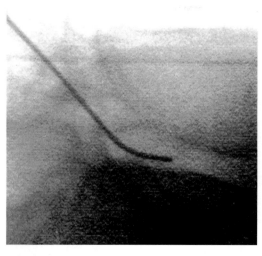
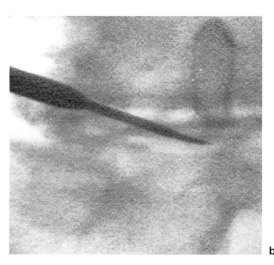

a   b

Abb. 6.24 a, b Positionierung der Lasernadel zentral in der Bandscheibe mit ausreichender Distanz von der Deckplatte S1 im Seitbild (a) und ap-Bild (b). Dies gewährleistet eine Arbeitsrichtung parallel zu den Endplatten.

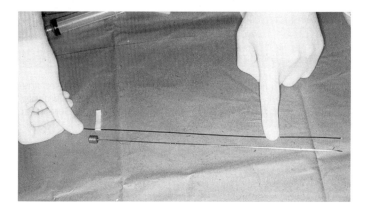

Abb. 6.25 Markierung der Laserfaserlänge mit einem Steristrip, so daß diese den Mandrin der Lasernadel um max. 1 cm überragen kann. Dies verhindert zu weites Vorschieben in die Bandscheibe.

eines manuell perkutanen Nukleotomiesets zur Hilfe nehmen. Wird die Lasersonde über diesen Trokar zur Bandscheibe L5/S1 geführt, so richtet der Trokar die Laserkanüle so aus, daß eine Plazierung zwischen den Endplatten möglich wird (Abb. 6.24). Da die Effektivität der Laseranwendung im Kontaktmodus am höchsten ist, ist es sinnvoll die Laserfaser während der Energieapplikation leicht hin und her zu bewegen. Hierzu ist der Laserspitze ein gewisser Freiraum gegenüber der Lasernadelspitze zu gewähren. Es hat sich bewährt, die Laserfaser so zu markieren, daß die Faserspitze die Lasernadel um circa 1 cm überragen kann (Abb. 6.25).

Je nach Laserart erfolgt eine energie- und zeitgesteuerte Abtragung von Bandscheibengewebe.

Für die zu verwendende Gesamtenergie, Impulsintensität, Impuls- und Pausendauer werden in den verschiedenen Untersuchungen unterschiedliche Angaben gemacht. Von den von Ascher und Mitarbeitern (1991) mit dem Neodym-YAG 1,064 µm Laser behandelten Patienten waren zwar alle unmittelbar postoperativ beschwerdefrei, jedoch mußten 17 von 19 Patienten innerhalb eines Jahres wegen Rezidivschmerzen nachoperiert werden. Die Entwicklung ging daraufhin weiter zum Neodym-YAG 1,320 µm Laser, der eine deutlich bessere Absorption in Wasser aufweist. Dieser Laser, dessen 400 µm starke Sonde über die 18 G Nadel eingeführt werden konnte, wurde mit einer Impulsdauer von 1 sec. und 17–24 Watt pro Einzelimpuls bis zum Erreichen von 1200–1400 Joule eingesetzt. Die Angaben zur Leistungskonfiguration des Holmium-YAG Lasers divergieren leicht bezüglich der Impulsenergie (0,8 bis 1,3 J) bei einer relativ konstanten Impulsfrequenz von 10 Hz. Als Gesamtenergie empfehlen verschiedene Autoren 1500 J, wobei jedoch auch einige über die Anwendung von 3000 J pro Patient berichten. Grundsätzlich muß die Laserenergieapplikation in kleinen Schritten erfolgen, um eine Überhitzung zu vermeiden. Diese geht in der Regel mit einer Rückenschmerzintensivierung einher. Zusätzlich kann noch eine Kühlung durch eine Kochsalzspülung des Bandscheibenraumes über eine doppelt kanülierte Lasersonde erfolgen. Während des Verlaufs der Laserbehandlung wurde bereits ab etwa 300 J eine Besserung der Schmerzsymptomatik im Bein und des Lasègue'schen Zeichens angegeben.

Andere Autoren (u.a. Mayer et al. 1991) kombinieren die Laserbehandlung der Bandscheibe mit der perkutanen Nukleotomie. Von Leu wird hierbei entsprechend der Vorgehensweise bei der perkutanen Nukleotomie in Bauchlage über einen Arbeitszugang und einen kontralateralen Skopzugang zunächst ein Raum von ca. 3 ml geschaffen. Anschließend wird dann die Quarzfaser des Excimer-Laser (0,308 µm Wellenlänge) mit 0,6–1 mm Durchmesser eingeführt. Die Energie setzt sich aus einer Leistung von 0,2 Joule pro Impuls bei einer Impulsfrequenz von 70 Hz zusammen. Hiermit konnte ein Gewebevolumen von 0,4 ml pro Minute abgetragen werden. Bei der *in vivo* Anwendung kam es jedoch bei dieser Impulsrate zu einer Trübung durch photoenergetisch abgesprengte Mikropartikel, so daß eine Reduktion auf 50 Hz bei gleichzeitiger Anwendung einer Saug-Spül-Drainage notwendig wurde. Die Autoren führten an, daß die Abtragraten mit dem Excimer-Laser sehr gering sind, doch sie gaben nicht die verwandte Gesamtenergie bei den einzelnen Patienten an.

Im Gegensatz dazu kombiniert Mayer die perkutane Bandscheibenausräumung mit dem Einsatz eines Neodym-YAG Lasers (1,064 µm). Nach Schaffung eines zentralen Arbeitsraumes setzt er eine steuerbare Laserfaser und mechanische Instrumente unter optischer Kontrolle ein und erreicht so auch Nukleus pulposus Anteile im dorsalen Drittel der Bandscheibe. Durch Reduzierung der Impulsdauer auf 0,05–0,1 sec. und einer Laserenergie von 20–30 Watt appliziert er deutlich geringere „Einzeldosen" als z. B. Ascher und auch eine geringere Gesamtenergie (500–600 J).

In experimentellen Untersuchungen konnten Leu und Mitarbeiter zeigen, daß durch Imprägnie-rung des Bandscheibengewebes mit verschiedenen Substanzen die Photoablationsrate verbessert oder verschlechtert werden konnte. So führt die Applikation von Salizylsäure, Iopamirone und Indigokarmin zu einer signifikant geringeren Ablation, während mit Trimetoprim-Sulfat die höchste Abtragrate erreicht wurde. Hierbei handelt es sich noch um experimentelle Untersuchungen, die jedoch insbesondere zur Imprägnierung und zum Schutz des Gewebes vor unerwünschter Laserablation klinische Anwendung erreichen könnten.

Bei der Festlegung der insgesamt applizierten Energie ist die Applikationsart zu berücksichtigen. Wird eine Spülung durchgeführt, so verringert sich die effektiv wirksame Energie bei nominell gleicher applizierter Energie. Die Empfehlungen gelten als Anhaltspunkt für eine bestimmte Wellenlänge und Applikationsart.

Der Eingriff erfolgt in Lokalanästhesie mit einer 18 G Nadel, die goldbeschichtet sein soll. Nach Plazierung der Nadel im hinteren Bandscheibendrittel kann über die entsprechende Laserfaser eine Energie von 1000–1500 Joule je nach Lasertyp abgegeben werden.
Bisher empirisch angewandte Lasereinstellung:
Neodym-YAG 1,064 und 1,320 µm, Impulsdauer 0,05–1 Sekunde, 17–24 Watt pro Einzelimpuls bis zu einer Gesamtenergie von 1,2–1,5 KJ bei einer Frequenz von 12–14 Hz.
Holmium-YAG Laser, Impulsdauer 0,8 Sekunden, 10 Watt pro Einzelimpuls bis zu einer Gesamtenergie von 1–1,2 KJ bei einer Frequenz von 8–12 Hz.
Für die Lasereinstellung bestehen noch keine allgemein gültigen Richtlinien, daher sind Weiterentwicklungen und neue Empfehlungen zu beachten.

6.3.2 Fehler und Gefahren

Für die Plazierung der Lasersonde bzw. der Laserfaser gelten grundsätzlich die gleichen technischen Ansprüche wie für die Chemonukleolyse und perkutane Nukleotomie. Therapeutisches Ziel ist es, Energie im dorsalen Abschnitt des Nukleus pulposus zu applizieren. Wenn diese Position eingehalten und röntgenologisch in zwei Ebenen bestätigt ist, werden Verletzungen des ventralen Anulus fibrosus mit der Gefahr der Gefäß- und Darmverletzung vermieden. Die häufigste Komplikation der Laseranwendung ist die Verletzung der Grund- oder Deckplatte durch direkte Lasereinwirkung oder durch die Wärmeentwicklung (Abb. 6.26). Dieses Phänomen ist im langfristigen Verlauf harmlos, führt jedoch zu einer Kreuzschmerzverstärkung (Steffen et al. 1996). Zur Vermeidung sollte die Lasersonde möglichst zentral zwischen den korrespondierenden Grund- und Deckplatten plaziert werden. Eine „Überhitzung" ist durch unterbrechen der Energiezufuhr, sowie durch Spülung des Bandscheibenraumes zu vermeiden.

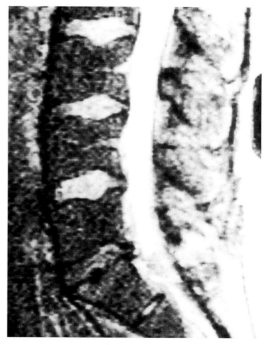

Abb. 6.26 Vier Wochen nach Laseranwendung im Segment L5/S1 wurde wegen starker Kreuzschmerzen ein MRT durchgeführt. Dies zeigt einen Defekt in der Deckplatte S1 durch Laseranwendung. Die Laserfaser war auf die Deckplatte S1 und nicht in den Bandscheibenraum gerichtet (siehe Abb. 6.24).

7 Spezielle Verfahren

7.1 Kombination Chemonukleolyse – Perkutane Nukleotomie

Über die Kombination von Chemonukleolyse und perkutaner Nukleotomie liegen bisher nur wenige Mitteilungen vor (Hirtz und Skuginna 1994, Hoogland und Scheckenbach 1995). Hoogland verwendet 1000 Einheiten Chymopapain in Kombination mit der automatisierten perkutanen Nukleotomie, die ca. 10 Min. nach der Injektion begonnen wird. Er konnte an seinem Patientengut feststellen, daß durch die innerhalb von einer Stunde nach der Chemonukleolyse durchgeführte automatisierte Nukleotomie die Rate und Intensität der postinjektionellen Kreuzschmerzen deutlich reduziert wurde. Dies wurde auf eine begrenzte Einwirkzeit des Enzyms und gleichzeitige Druckentlastung der Bandscheibe zurückgeführt. Durch die perkutane Nukleotomie wird aufgeweichtes Nukleusmaterial zusammen mit dem Enzym abgesaugt. Hierdurch wird eine zeitlich limitierte Einwirkung des Chymopapains erreicht. Zusammenfassend läßt sich als Vorteil dieses Kombinationsverfahrens festhalten, daß bei gleichbleibender Erfolgsrate und identischer Indikation die Kreuzschmerzproblematik in der Rekonvaleszenz deutlich reduziert und die Ergebnisse bezüglich des Beinschmerzes ebenfalls tendenziell besser sein sollen.

Im Gegensatz dazu steht das Konzept von Skuginna und Hirtz (1994), die 4000 Einheiten Chymopapain mit der manuellen perkutanen Nukleotomie kombinieren. Sie begrenzen ihre Indikation aus technischen Gründen auf Bandscheibenvorfälle der Etage L4/L5. Durch die zusätzliche manuelle Ausräumung des Bandscheibengewebes erweitern sie die Chemonukleolyse-Indikation auf subligamentäre Sequester und konstatieren, in einem Kollektiv von 40–50 Patienten eine verbesserte Erfolgsrate von knapp über 80 %. Dies ist aber in großen Untersuchungen die Indikation mit dem besten Ergebnis nach alleiniger Chemonukleolyse. Zur Beeinflussung der Bandscheibenhöhenminderung und gegebenenfalls sekundär aufgetretenen Instabilitätsproblemen konnten sie bisher keine Angaben machen.

Beide Arbeitsgruppen verfolgen somit unterschiedliche Konzepte mit der Kombination von Chemonukleolyse und perkutaner Nukleotomie. Einerseits soll bei reduzierter Chymopapaindosis die Kreuzschmerzproblematik, die zumindest durch Instabilität mitbedingt ist, verringert werden. Somit handelt es sich um eine Begrenzung der Chemonukleolyseeinwirkung. Andererseits soll durch zusätzliches manuelles Entfernen von Bandscheibengewebe die Effektivität und die Indikation der Chemonukleolyse erweitert werden. Dies geschieht über die Materialentfernung aus dem Bandscheibenraum. Die biomechanischen Untersuchungen lassen jedoch eine erhöhte Segmentinstabilität und vermehrte Bandscheibenhöhenminderung bei letzterem Vorgehen erwarten. Letztlich ist es jedoch vergleichenden Studien vorbehalten, Vor- und Nachteile der kombinierten Verfahren im Vergleich zur einfachen Chemonukleolyse darzulegen.

> Nach Injektion von Chymopapain kann eine automatisierte oder manuelle perkutane Nukleotomie durchgeführt werden. Hierbei soll die Wirkdauer des Enzyms begrenzt und eine Druckentlastung der Bandscheibe durchgeführt werden, um die postinjektionellen Schmerzen zu vermindern.

7.2 Kollagenase

Kollagenase wird aus dem Erreger des Gasbrandes, dem Clostridium histolytikum extrahiert. Die erste Isolierung gelang Mandl und Mitarbeitern (1953). Die Clostridien-Kollagenase ist in der Lage, die Helix-Struktur des Kollagens zu brechen. Sie greift das Kollagen an verschiedenen Punkten an, was zum Entstehen von Peptidbruchstücken führt (Harris und Krahne 1974). Dabei soll sie weitgehend selektiv den Kollagentyp II angreifen.

Verwendung in der Humanmedizin fand das Enzym nach erfolgter Reinigung als Bestandteil von Externa zum Debridement von nekrotisch belegten Wunden, Ulcera und Dekubiti. In diesem Zusammenhang wurden bisher keinerlei allergische Reaktionen beschrieben.

1968 entdeckte Sussman die hohe Spezifität der Kollagenase gegenüber menschlichem Faserknorpelgewebe, vor allem dem Nukleus pulposus, während hyaliner Knorpel und Bindegewebe nicht angegriffen wurden. Da er auch eine Wirkung auf Faseranteile des Anulus fibrosus feststellte, prägte er für die intradiskale Kollagenaseanwendung den Begriff der Diskolyse. Bromley und Mitarbeiter konnten 1980 mit einem hochgereinigten Kollagenase-Präparat eine große therapeutische Breite bei intradiskaler Anwendung an Hunden und Affen nachweisen. Selbst bei Injektion von 2500 Einheiten traten keine grob destruierenden Gewebeveränderungen an den Bandscheiben auf. Bei Anwendung von bis zu 450 Einheiten fanden sie keine Wirkung auf die Kollagenstruktur im Anulusbereich mehr. Bei intravenöser Applikation wurden 4000 Einheiten toleriert. Paraspinal applizierten sie 3150 Einheiten und epidural 4000 Einheiten, ohne negative Veränderungen am Gewebe festzustellen. Nach intrathekaler Injektion von 800 Einheiten kam es zu einer Vorderhornzelldegeneration mit einer Schwäche der Hinterläufe der Tiere und erst ab 2000 Einheiten zu Hämorrhagien und Paraplegien. Diese Untersuchungen dokumentierten die hohe therapeutische Sicherheit des Medikamentes, das beim Menschen in Dosen um 400 Einheiten eingesetzt wird.

Erste klinische Studien wurden von Sussman und Mitarbeitern (1981) sowie Gomez und Mitarbeitern (1979 und 1981) vorgestellt. Bromley und Mitarbeiter stellten 1984 das Ergebnis einer Doppelblindstudie vor, womit sie die Wirksamkeit der Kollagenase gegenüber Kochsalz als Placebo darlegen konnten. Im Rahmen einer daraufhin gestarteten Multicenterstudie berichteten Artigas und Mitarbeiter (1984) aus der Arbeitsgruppe Brock in Berlin über histolytische Veränderungen an den Knorpelplatten, am Anulus fibrosus, an dem hinteren Längsband und an der Dura nach Kollagenase-Applikation bei 8 von 11 in diesem Zentrum behandelten Patienten. Die dort beschriebenen Veränderungen wurden in keinem weiteren der elf Prüfzentren bestätigt.

Sie stehen ebenfalls im Gegensatz zu den von Rydevik und Mitarbeitern (1985) dargelegten Basisuntersuchungen. In einem Tiermodell untersuchten sie die Neurotoxizität von Kollagenase auf peripheres Nervengewebe. An Kaninchen wurde der Nervus tibialis freigelegt und der Effekt von 600 Einheiten Kollagenase, gelöst in 1 ml Lösungsmittel (2 mmol Calciumchlorid), untersucht. Als Akuteffekt wurde die mikrovaskuläre Permeabilität überprüft. Es zeigte sich eine Oedembildung im Epineurium durch Permeabilitätsanstieg der epineuralen Gefäße, jedoch ohne Beeinträchtigung der Barrierefunktion des Perineuriums und ohne Permeabilitätsveränderungen in der mikrovaskulären Versorgung des Endoneuriums. Langzeiteffekte (vier und acht Wochen nach Kollagenase-Exposition) zeigten keine statistisch nachweisbare Beeinträchtigung der Nervenfunktion, wobei auch morphologisch keine wesentlichen Veränderungen zu finden waren. Im Gegensatz dazu konnten Rydevik und Mitarbeiter (1976) in einer vorausgegangenen Studie am gleichen Modell mit Chymopapain, wobei sie 200 und 2000 Einheiten Chymopapain in 0,1 ml beziehungsweise 1 ml Volumen applizierten, eine Permeabilitätszunahme des epineuralen und endoneuralen Gewebes feststellen. Bei 50 Prozent der Faszikel wurde eine Beeinträchtigung der Blut-Nervenschranke nachgewiesen. Nach vier Wochen zeigte sich eine deutliche Degeneration von Nervenfasern und eine Fibrose in epineuralen und endoneuralen Gewebsschichten. Funktionell fand sich eine Erhöhung der Nervenreizschwelle.

Im Gegensatz zum peripheren Nerven weist die Nervenwurzel im Spinalkanal ein geringeres Epineurium bei fehlendem perineuralen Blatt auf. Allerdings ist sie von einer sogenannten Wurzeltasche, einem Ausläufer des Duralsackes, umgeben. Diese Wurzeltasche schützt somit die Nervenwurzel vor Enzymeinwirkung im Spinalkanal. Entsprechend sind vergleichbare neurologische Komplikationen weder bei der Kollagenase noch bei der Chymopapain-Anwendung im klinischen Bereich nachgewiesen worden. Die von Brock und Mitarbeitern dargestellten Kollagenasekomplikationen lassen somit am ehesten eine Überdosierung des Präparates vermuten, das zu diesem Zeitpunkt mit einer Dosis von über 1000 Einheiten pro Verpackungseinheit ausgeliefert wurde, von denen jedoch pro Patient nur 600 Einheiten injiziert werden sollten (Artigas et al. 1984).

Die in der Literatur berichtete Erfolgsrate der Kollagenase-Anwendung liegt zwischen 70 und 80 Prozent und ist so mit den Ergebnissen der Chymopapain-Anwendung vergleichbar (Bromley 1984, Brown und Tompkins 1986, Kolditz et al. 1986, Lenz et al. 1986, Bromley et al. 1987, Hedtmann et al. 1992).

Olmarker und Mitarbeiter (1987) weisen darauf hin, daß bei experimenteller epiduraler Gabe von Kollagenase am Kaninchen bei extremen Dosierungen Duraläsionen auftreten, mit der Folge von intrathekalen Nervenwurzelschädigungen. Sie schreiben jedoch, daß bei gleicher Applikations-

form die doppelte therapeutische Dosis im Hunde-
modell 800 Einheiten und im Affenmodell 910
Einheiten Kollagenase folgenlos toleriert wurden
(Bromley et al. 1980).

Kollagenase wird aus dem Bakterium clostridium histolytikum gewonnen und spaltet das
Kollagen an verschiedenen Punkten, wobei eine
hohe Selektivität für den Kollagen Typ II vorliegen soll. Die neuralen Strukturen sollen von
Kollagenase nicht angegriffen werden, so daß
grobe neurologische Schäden in therapeutischer
Dosierung wenig wahrscheinlich sind. Die in
kleineren Versuchsreihen berichteten Erfolgs-
quoten liegen in der Größenordnung des Chymopapain.

7.3 Chondroitinase ABC

Chondroitinase ABC ist ein hochspezifisches Enzym, das an den Polysaccharidseitenketten der
Proteoglykane ansetzt. Die Wirkung betrifft selektiv die Chondroitinsulfate der Proteoglykane
(Abb. 2.4). Gerade die Polysaccharidanteile der
Proteoglykane sind verantwortlich für die hohe
Wasserbindungsfähigkeit der Bandscheiben (Urban et al. 1979). Das Enzym mit seiner hohen Spezifität für die Interzellularsubstanz der Bandscheibe wurde erstmals 1968 vorgestellt (Yamagata et al. 1968). Es wurde aus Bakterienkulturen
von Proteus vulgaris extrahiert. Die spezifische
Wirksamkeit des Enzyms im Bandscheibengewebe beruht auf dem Ansatz an den Chondroitin-
sulfaten, die im wesentlichen im Bandscheibengewebe gefunden werden. Im Gegensatz dazu
wirkt das Chymopapain als Proteinprotease relativ
unspezifisch an der Proteinkette des Proteoglykan-
moleküls auch in anderen Geweben, und unter anderem dem Hämoglobin.

Tierexperimentelle Studien liegen von Kato und
Mitarbeitern (1990) und Eurell und Mitarbeitern
(1990) vor. In beiden Studien wurde die Chondroitinase an Kaninchenbandscheiben angewandt.
Kato verwandte 0,5 und 5 Einheiten Chondroitinase im Vergleich zu 250 Einheiten Chymopapain
pro Bandscheibe. Die Röntgenkontrolle nach 2
und 4 Wochen zeigte eine deutliche Erniedrigung
der Bandscheibenräume nach Chymopapainapplikation und im Vergleich dazu einen etwas verringerten Effekt der Chondroitinase ABC. Die verän-
derten Färbeeigenschaften des Bandscheibengewebes waren nach den beiden Chondroitinase

ABC Dosierungen (0,5 und 5 Einheiten) im wesentlichen auf den Nukleus pulposus beschränkt.
Im Gegensatz dazu war nach der Chymopapain-
anwendung zusätzlich zum Nukleus pulposus
auch ein Verlust der Anfärbbarkeit im Anulus fibrosus und in der knorpeligen Endplatte nachweisbar. Als Färbemethode wurde Toloidin blau
mit hoher Affinität zu Proteoglykanen eingesetzt.
Die Anzahl der Chondrozyten ging nach Chymo-
papainanwendung wesentlich stärker zurück als
nach Injektion von Chondroitinase. Die Regeneration des Nukleus pulposus ergab nach Chymopapain ein anulusähnliches Ersatzgewebe. Im Gegensatz dazu zeigte sich 8 und 12 Wochen nach
beiden Chondroitinasedosierungen ein normales
Regenerat des Nukleus pulposus.

In einer zweiten Studie haben Eurell und Mitarbeiter (1990) bis zu 200 Einheiten Chondroitinase
ABC mit 100–200 Einheiten Chymopapain verglichen. Die Safranin-O Färbung zeigte nach
Chondroitinase eine anhaltend deutliche Anfärbbarkeit des Nukleus pulposus bei Abnahme der
Farbdichte im inneren Anulusbereich. Im Gegensatz dazu war nach Chymopapain die Anfärbbarkeit im Nukleus und Anulus nahezu aufgehoben
als Hinweis für einen stark reduzierten Proteogly-
kangehalt. Analog zu den Feststellungen von Kato
und Mitarbeitern (1990) fanden auch Eurell und
Mitarbeiter (1990) eine hochgradige Beeinträchtigung der zellulären Strukturen im Anulus und Nukleus nach Chymopapaininjektion. Im Vergleich
dazu war eine geringgradige Beeinträchtigung der
Chondrozyten nach Chondroitinase ABC zu sehen. Zusätzlich fanden sie chymopapaininduzierte
Veränderungen im Bereich der knorpeligen und
knöchernen Endplatten sowie den angrenzenden
Wirbelkörperstrukturen. Die Untersuchungen beider Gruppen zeigten, daß durch die Anwendung
der Chondroitinase ABC eine Reduzierung des intradiskalen Druckes durch verminderte Wasserbindungsfähigkeit sowohl im inneren Anulus- als
auch im Nukleusbereich zu erwarten ist. Die
Knorpelzellen sind kaum geschädigt und können
sofort mit dem Wiederaufbau der Grundsubstanz
beginnen und somit zu einer echten Regeneration
des Nukleus pulposus beitragen. Inwieweit diese
Feststellungen auf degeneriertes, d. h. vorgeschä-
digtes menschliches Bandscheibengewebe über-
tragbar sind, bleibt späteren Untersuchungen über-
lassen. Jedoch konnten Kato und Mitarbeiter
(1990) für die Kaninchenbandscheibe festhalten,
daß nach Chondroitinaseapplikation 100 % des
Mukopolysaccharidanteils der Bandscheibe wieder aufgebaut wurden, im Gegensatz zu höchstens

50 % nach Chymopapainapplikation. Diese Untersuchungen zeigen, daß durch die Chondroitinase ABC eine deutlich geringere Destruktion des Bandscheibengewebes verursacht wird als nach Chymopapainapplikation.

Zusätzlich konnten Olmarker und Mitarbeiter (1991) im Tierversuch an Kaninchen nachweisen, daß bei intrathekaler und peripherer Applikation von Chondroitinase ABC am Nervengewebe keine Funktionsstörungen auftreten. Diese Feststellungen stehen im Gegensatz zu den bereits vorliegenden Untersuchungen von Chymopapain und Kollagenase im gleichen Versuchsaufbau (Rydevik et al. 1976, Rydevik et al. 1985, Rydevik et al. 1989, Olmarker et al. 1987).

Die vorliegenden Studien lassen vermuten, daß mit der Chondroitinase ABC ein hochspezifisches Enzym für die Spaltung der Chondroitinsulfate der Proteoglykane vorliegt, und darüber zur Reduzierung des intradiskalen Druckes führt. Weitergehende Untersuchungen zu Schäden am Nervengewebe zeigen eine deutliche Überlegenheit gegenüber den bisher zur Verfügung stehenden Enzymen (Chymopapain und Kollagenase). Das Ergebnis von klinischen Studien ist jedoch abzuwarten. Bisher liegen noch keine Berichte über den Einsatz am Menschen vor.

> Chondroitinase ist ein hochspezifisches Enzym, das selektiv die Chondroitinsulfate der Proteoglykane abspaltet. Dieses führt zu einer starken Verminderung der Wasserbindungsfähigkeit. In ersten tierexperimentellen Untersuchungen wurde keine wesentliche Schädigung der Chondrozyten nachgewiesen. Auch konnte bei intrathekaler und peripherer Applikation am Nerven keine Funktionsstörung des Nervengewebes gefunden werden. Über Injektionen am Menschen ist bisher nicht berichtet worden.

7.4 Trasylol

Aprotinin ist ein wasserlösliches Polypeptid, das im wesentlichen folgende proteolytischen Enzyme blockiert: Trypsin, Chymotrypsin, Plasmin sowie Elastase und Elastomukoproteinase. Aus diesen Gründen ist das Medikament hauptsächlich in der Schockbehandlung sowie in der Behandlung der akuten hämorrhagischen Pankreatitis gebräuchlich. Zusätzlich sind Anwendungen zur Prävention von peritonealen Adhäsionen und in der Arthritis-Therapie bekannt.

Bei Anwendung in der intradiskalen Therapie wird dem Medikament ein geringgradiger mechanischer Effekt mit Erweiterung der Nukleus- und Anulusfissuren unterstellt. Diesem Mechanismus werden auch gelegentlich beobachtete Therapieerfolge nach Diskografie zugeschrieben (Krämer 1994).

Im Vordergrund steht die osmotische Wirkung des Aprotinins. Im Gegensatz zum Chymopapain respektiert es die Polypeptidketten sowie deren Sekundär- und Tertiär-Struktur. Es bildet jedoch Komplexe mit den Mukopolysacchariden, die dann ihre hydrophile Eigenschaft verlieren und somit eine Senkung des intradiskalen Druckes verursachen. Entsprechend wurden in den Verlaufskontrollen keine Veränderungen des Bandscheibenvolumens oder der Größe des Bandscheibenvorfalls beobachtet (Clarisse et al. 1986).

Eine Neurotoxizität des Medikamentes wird nicht angenommen, da nach offener Bandscheibenoperation das Medikament zur Adhäsionsprophylaxe direkt in den Spinalkanal applizierte wurde und keinerlei negative Veränderungen auftraten. Die intradiskale Trasylol-Applikation wird ebenfalls gut vertragen, ohne daß bisher eine Verstärkung der vorhandenen Schmerzsymptomatik Stunden oder Tage nach der Injektion beobachtet wurde. Auch beim epiduralen Abfluß des Medikamentes wurden keinerlei negative Auswirkungen beschrieben. Allergische Reaktionen auf Aprotinin nach intradiskaler Injektion sind bisher nicht bekannt, jedoch wurden nach i.v. Injektionen vorübergehender Stridor oder Bronchialspasmus als mögliche allergische Reaktionen festgehalten.

Die erste Aprotinin-Studie wurde von Krämer und Mitarbeitern (1982) vorgestellt und zeigte eine Erfolgsrate bei der Therapie des radikulären Lumbalsyndroms von 57 Prozent.

Eine weitere Studie (Clarisse et al. 1986) ergab eine Erfolgsrate von 61 Prozent. Hierbei wurde jedoch ein effektiveres Aprotinin-Präparat verwandt. In der ersten Studie wurde ein Präparat mit dem sogenannten Frey-Inhibitor (Trasylol) benutzt, während Clarisse und Mitarbeiter den Kuntz- und Northrop-Inhibitor (Inhiprol) verwandten. Dieses Präparat weist eine 2,5fach höhere Aktivität pro Volumeneinheit auf. Als negative Auswirkung diskutieren Clarisse und Mitarbeiter eine Begünstigung von Spondylodiszitiden, die in ihren Behandlungsserien mit einer ungewöhnlich hohen Rate von fast 5 Prozent auftraten. Dies könnte jedoch eher durch die Injektionstechnik als den Inhibitor bedingt sein.

Revell und Mitarbeiter stellten eine placebokontrollierte Doppelblindstudie zur Wirksamkeit des Aprotinins vor und konstatierten lediglich einen kurzfristigen symptomatischen Effekt des Aprotinin auf den radikulären Schmerz. Innerhalb der ersten vier Wochen gaben 14 von 36 mit Aprotinin behandelten Patienten eine Beschwerdebesserung mit Schmerzreduzierung um 50 Prozent an, während lediglich drei Patienten aus der gleichgroßen Kontrollgruppe eine Schmerzreduzierung von 20 Prozent aufwiesen. Nach drei, sechs und zwölf Monaten war jedoch kein signifikanter Unterschied zwischen beiden Gruppen mehr nachweisbar, so daß letztlich 22 Patienten der Aprotinin- Gruppe und 18 Patienten der Placebo-Gruppe eine offene Diskektomie oder eine Chemonukleolyse mit Chymopapain erhielten. Entsprechend schlußfolgerten die Autoren, daß dem Aprotinin in der Behandlung des lumbalen Bandscheibenvorfalls keine Bedeutung mehr zukommen sollte.

> Aprotinin ist ein wasserlösliches Polypeptid, das Trypsin, Chymotrypsin, Plasmin, Elastase und Elastomukoproteinase blockiert. Der Einsatz bei der intradiskalen Therapie erfolgt unter der Vorstellung, daß es durch die Bildung von komplexen Mukopolysacchariden einen osmotischen Effekt habe, die dann ihre hydrophile Eigenschaft verlieren. In einer Placebo kontrollierten Doppelblindstudie konnte jedoch gegenüber dem Placebo kein signifikanter Effekt nachgewiesen werden.

7.5 Intradiskale Kortisonanwendung

Die intradiskale Anwendung von Kortison basiert auf der Annahme, daß Entzündungsmediatoren an der Schmerzentstehung der Lumbalgie wie auch der Ischialgie beteiligt sind.

Fernstrom (1960) fand entzündlich gerötete Nervenwurzeln bei Anulusrissen ohne Austritt von Nukleusgewebe. Hieraus wurde gefolgert, daß die aus dem Nukleus austretende Flüssigkeit, die auch kleine Gewebeteilchen enthalten kann, bei Kontakt mit der Nervenwurzel einen Entzündungseffekt hervorruft. Diese theoretischen Überlegungen wurden durch entsprechende weitergehende Untersuchungen von McCarron und Mitarbeiter (1987) im Tierversuch bestätigt. Durch Nukleusmaterial, das in den Spinalkanal verlagert wurde, konnte histologisch eine Nervenwurzelreizung mit Entzündungszeichen ausgelöst werden. In vorangehenden Untersuchungen hatten Marshall und Mitarbeiter (1973, 1977) Entzündungsmediatoren und immunologische Reaktionen im Zusammenhang mit Bandscheibenvorfällen nachweisen können. Dieses Problem wurde noch einmal von Garfin und Mitarbeitern (1991) untersucht, die ebenfalls eine Entzündung der Nervenwurzel fanden. Es entstanden somit Zweifel, daß eine Ischialgie im Rahmen eines Bandscheibenvorfalls ausschließlich auf mechanische Ursachen zurückgeführt werden kann.

Die Frage nach der Schmerzentstehung bei der Ischialgie führte auch zwangsläufig zu der Diskussion der Schmerzrezeptoren im Bandscheibengewebe selbst. Bereits Roofe (1940) konnte durch spezielle Färbeverfahren eine Nervenversorgung des dorsalen Anulus fibrosus und des hinteren Längsbandes, ausgehend vom Sinuvertebralnerven, nachweisen. Malinski (1959) unterschied sowohl nocizeptive als auch propriozeptive Rezeptoren in den Längsbändern und äußeren Anulusschichten. Der laterale Anulus fibrosus erhält seine Nervenversorgung aus dem Ramus ventralis und den Rami communicantes, während der ventrale Anulus und das vordere Längsband aus den Rami communicantes des Sympathikusstranges versorgt werden. Die Schmerzauslösung über den Anulus wurde bereits 1948 in der Anfangsära der Bandscheibenoperation unter Lokalanästhesie beschrieben. Falconer (1948) konnte hierbei Rückenschmerzen durch Manipulation am hinteren Anulus auslösen. Hirsch (1948) wies nach, daß die vom hinteren Anulus ausgehenden Schmerzen durch Injektion von Lokalanästhetika gehemmt werden konnten.

Weitergehende Untersuchungen von Smyth und Mitarbeitern (1958) zeigten, daß lediglich der Zug an einer gereizten und komprimierten Nervenwurzel zur Ischiasschmerzauslösung führt, während der Zug an einer nicht irritierten Wurzel ohne Reaktion bleibt. Auch dies unterstreicht die Annahme, daß neben einer mechanischen Komponente Entzündungsfaktoren an der Entstehung des Ischiasschmerzes mitbeteiligt sind. Insgesamt führten diese Überlegungen zur Theorie der diskogenen Schmerzen beziehungsweise der diskogenen Schmerzentstehung (Simmons und Segill 1975).

Weinstein und Mitarbeiter (1988) wiesen auf eine Parallelität der Bandscheibendegeneration mit der Gelenkarthrose hin. Entsprechend kann der Verlauf stumm sein oder durch einen akuten Schub in Zusammenhang mit einer Konzentrationserhöhung von Entzündungsmediatoren exacerbieren und zur Schmerzauslösung führen. So wurde von Weinstein und Mitarbeiter (1988, 1989) eine erhöhte Konzentration von Prostaglandin E und Neuropeptiden (Substanz P, vasoaktive intestinale Peptide, Calcitonin Gen related Pepide) gefunden. Saal und Mitarbeiter (1990) wiesen hohe Konzentrationen der Phospholipase A in Bandscheibensequestern nach. Jaffray und O'Brian (1986) konnten an histologischen Präparaten von Bandscheibengewebe bei Patienten, die wegen eines sogenannten diskogenen Kreuzschmerzes operiert wurden, Entzündungszellen nachweisen. Die Freisetzung von Entzündungsmediatoren aus dem Synovialgewebe der Wirbelgelenke wurde ebenfalls nachgewiesen (Willburger und Wittenberg, 1994). Diese Untersuchungen führten zu dem Therapiekonzept, daß in Analogie zur Arthrose-Behandlung eine intradiskale Kortison-Gabe zur Unterbrechung der inflammatorischen Kaskade durchgeführt wird, die wiederum die Schmerzentstehung blockieren soll.

Positive klinische Resultate wurden von Feffer (1956) bereits in den 50er Jahren vorgestellt. Feffer injizierte 50 mg Hydrokortison intradiskal und fand eine Beschwerdebesserung bei 67 % der Patienten. Die Nachuntersuchung nach 10 Jahren zeigte immer noch eine 46-prozentige Besserungsrate. Patienten mit ausschließlichem Kreuzschmerz reagierten deutlich besser als Patienten mit radikulärem Schmerzbild.

In einer von Simmons und Mitarbeitern (1992) vorgestellten prospektiven Doppelblindstudie zur Verifizierung des intradiskalen Kortison-Effektes konnte jedoch keine Überlegenheit gegenüber einer Kontrollgruppe mit Lokalanästhetikagabe herausgearbeitet werden. Die Indikation zur intradiskalen Kortisoninjektion wurde gestellt bei einem nicht sequestrierten Nukleus-pulposus-Prolaps oder einem sogenannten inneren Bandscheibenriß in Verbindung mit einer positiven Schmerzprovokation durch die vorausgegangene Diskografie.

Es sind sicherlich weitere Studien erforderlich, um die Indikationen zur intradiskalen Kortison-Instillation abzugrenzen, insbesondere unter Berücksichtigung des Ausmaßes der Bandscheibendegeneration und der eventuell daraus sich ergebenden Indikationseinschränkungen für die Chemonukleolyse oder perkutane Nukleotomie. Liegt ein Kontrastmittelabfluß vor, so ist die Kortisoninjektion weiterhin möglich und sinnvoll, da durch den Abfluß von Kortison in den Epiduralraum die direkt betroffene Nervenwurzel umspült wird. Bei geplanter intradiskaler Injektion, die bei der Diskografie einen Kontrastmittelabfluß zeigt, ist die Kortisoninjektion als Rückzugsmöglichkeit indiziert.

Neben der rein mechanischen Irritation der Nervenwurzel kommt es auch durch chemische oder immunologische Prozesse zu einer Reizung und Rötung der Nervenwurzel. Im Rahmen der Bandscheibendegeneration tritt eine Konzentrationserhöhung der Entzündungsmediatoren auf. Bei der intradiskalen Kortisonanwendung wird daher davon ausgegangen, daß die Schmerzsymptomatik durch eine Verminderung der Entzündungsmediatoren positiv beeinflußt wird.

Bei Kontrastmittelabfluß ist die Kortisoninjektion als Rückzugsmöglichkeit indiziert, da bei anderen Präparaten eine positive Wirkung im Epiduralraum nicht zu erwarten ist.

8 Nachbehandlung und Belastbarkeit

Die postoperative Belastbarkeit ist, außer vom Befund und der Art des Eingriffes, wesentlich von der Persönlichkeitsstruktur des einzelnen Patienten abhängig. Die Schmerzverarbeitung ist zwischen den Patienten so unterschiedlich, daß keine streng verbindlichen Richtlinien für die postoperative Belastung und Mobilisation des Patienten gegeben werden können. Ferner hängt die Belastbarkeit auch von den noch verbliebenen Restbeschwerden bzw. neu hinzugekommenen Schmerzen ab. Hierbei ist unter anderem zu berücksichtigen, daß insbesondere nach der Injektion von Chymopapain passager eine erhebliche Schmerzverstärkung auftreten kann. Diese nimmt wiederum Einfluß auf die von dem Patienten tolerierte Belastung.

Die Belastbarkeit nach Injektion von Chymopapain, perkutaner Nukleotomie sowie Laserdekompression ist sehr unterschiedlich. Bei der Injektion von Chymopapain kommt es über die Abnahme des Quelldruckes in der Bandscheibe zu einer Postinjektionsinstabilität, die 10–12 Wochen andauert (Bradford et al. 1983, Spencer und Miller 1985). In dieser Phase besteht eine verminderte Belastbarkeit der Bandscheibe gegenüber axialer Belastung und insbesondere Scherkräften. Der Patient sollte daher in dieser Phase wirbelsäulenbelastende Bewegungen und Tätigkeiten möglichst vermeiden. Hierzu gehören das Heben von mittelschweren Lasten, das massive Vornüberbeugen mit auch nur leichten Gewichten und Arbeiten in ungünstiger Stellung der Wirbelsäule.

Ein Korsett ist bei Berücksichtigung der Bandscheibenpathologie – einer dorsalen Vorwölbung – durch den zunächst verstärkt verringerten Quelldruck der Bandscheibe, in Form einer entlordosierenden Orthese indiziert. Die entlordosierende Orthese bewirkt neben einer Erweiterung der Foramina intervertebralia und des Spinalkanals eine Straffung des hinteren Längsbandes.

Bei der perkutanen Nukleotomie findet sich nach dem Eingriff eine Verminderung der Segmentstabilität, die jedoch wesentlich diskreter als bei der Chemonukleolyse ist (Shea et al. 1994). So wird bei der automatisierten perkutanen Nukleotomie in Abhängigkeit von der Gewebemenge eine nur geringgradige Bandscheibenhöhenminderung oder Zunahme der Instabilität gefunden (Shea et al. 1994, Steffen et al. 1993). Von einer wesentlichen Instabilität kann daher bei korrekter Durchführung des Eingriffes nicht ausgegangen werden. Bei der Laserdekompression haben erste biomechanische in vitro Untersuchungen gezeigt, daß es zu keiner Instabilität und höheren Flexibilität, sondern sogar zu einem Anstieg der Steifigkeit des Segmentes kommen kann (Steffen et al. 1993). Allerdings fanden wir in einer vergleichenden Studie Chymopapain/ Laser verstärkte Kreuzschmerzen mit einer Rate von 28 %. Die Konsequenz aus diesen biomechanischen Untersuchungen könnte daher sein, daß eine Korsettimmobilisation nach Laserdekompression zumindest bei fehlenden Kreuzschmerzen nicht notwendig ist.

Neben dem biomechanischen Aspekt sind jedoch auch die Reparationsvorgänge in der Bandscheibe zu beachten. Hier ist bei der perkutanen Nukleotomie ebenso wie bei der Chemonukleolyse eine Entlordosierung wünschenswert, um über eine Straffung des Ligamentum longitudinale posterius im Sinne der Ligamentotaxis eine Verminderung der Bandscheibenvorwölbung zu erzielen und eine Vernarbung der Bandscheibe in dieser Stellung zu unterstützen (Krämer 1994). Wir halten daher das Tragen einer die Lordose reduzierenden Orthese für 6–8 Wochen nach dem Eingriff für sinnvoll. Die mechanische Belastung der Wirbelsäule sollte entsprechend den Empfehlungen bei der Chemonukleolyse gering gehalten werden.

In der postoperativen Phase wird eine 1–2 tägige Bettruhe von Davis (1989) empfohlen. Dies entspricht allerdings nicht unserem eigenen Vorgehen, welches eine sofortige Mobilisation des Patienten bei angelegtem Korsett einschließt. Leichtere Arbeiten ohne Heben und Tragen von Lasten und längere Haltungskonstanz können innerhalb von 1–2 Wochen wieder aufgenommen werden. Bei erneut auftretenden Ischialgien ist die 1–2 malige Gabe von 80 Einheiten ACTH i.m. oder 250 mg Hydrocortison zu empfehlen.

Bei der Nachbehandlung kann zwischen aktiven und passiven Therapieformen unterschieden werden. Zu den aktiven Therapieformen gehört die Krankengymnastik und Rückenschule, während zu den passiven Therapieformen die Orthesen, Massagen, Elektro- und Thermotherapie gezählt werden müssen.

Postoperative Korsettimmobilisation nach Chemonukleolyse für 2–3 Monate, nach perkutaner Nukleotomie für 6–8 Wochen.
Stabilisierende Krankengymnastik, Beachtung der Rückenschulregeln.

8.1 Orthesen

Bei akuten Lumboischialgien und nach Eingriffen an der Bandscheibe ist die Stabilisierung des Bewegungssegmentes durch die Rückenstreck- und Bauchmuskulatur notwendig. Die aus der ischiatischen Fehlhaltung heraus ins Lot gebrachte Wirbelsäule muß in der aufgerichteten Stellung wieder stabilisiert werden. Die Beachtung der Regeln der Rückenschule reichen vielfach aus um eine ausreichende Stabilität und Schonung des behandelten Bandscheibensegmentes zu erzielen. Wichtig ist hierbei die muskuläre Stabilisierung des Rumpfes bei allen Bewegungen, bei denen die Wirbelsäule aus der axialen Belastung herausgebracht wird. Dieses kann durch isometrische Muskelübungen im Rahmen der postoperativen Krankengymnastik unterstützt werden.

Denjenigen Patienten, die die Wirbelsäule jedoch aufgrund eines längeren Krankheitsverlaufes oder bereits primär schwacher Muskulatur nicht stabilisieren können, sollte in der Phase nach dem Eingriff eine Rumpforthese verordnet werden. Hierbei ist darauf zu achten, daß eine Rumpf-

orthese nur in Kombination mit einer intensiven krankengymnastischen Übungsbehandlung sinnvoll ist, die der Aufschulung der Bauch- und Rücken- sowie proximalen Extremitätenmuskulatur dient. Das alleinige Tragen einer Orthese, insbesondere in der Phase nach dem Eingriff, führt zu einer Zunahme der Muskelinsuffizienz und somit zu einem letztendlich schlechten Behandlungsergebnis. Untersuchungen von Steffen und Mitarbeitern (1991) in einem Vergleichskollektiv von Patienten mit zwei verschiedenen Orthesen konnten zeigen, daß kein signifikanter Unterschied zwischen den Behandlungsergebnissen für beide Orthesen vorlag. Lediglich die Patienten, die gleichzeitig ein intensives krankengymnastisches Übungsprogramm absolvierten, wiesen ein signifikant besseres Ergebnis auf (Abb. 8.1).

Bei den Orthesen kann zwischen statisch abstützenden Orthesen oder solchen mit dynamisch korrigierender Wirkung unterschieden werden. Bei Patienten nach intradiskalen Eingriffen liegt in der Regel keine so starke Instabilität vor, daß mit statisch abstützenden Orthesen gearbeitet werden muß. Dies ist lediglich in Sonderfällen mit starkem Schmerzverlauf und hochgradiger Instabilität bei wenigen Patienten nach Chemonukleolyse in unserem Patientengut der Fall gewesen. Bei den meisten reichen dynamische Orthesen aus.

Ferner kann bei den Orthesen zwischen solchen mit lordosierender, neutraler oder entlordosierender Einstellung der Lendenwirbelsäule unterschieden werden. Bei den lordosierenden Orthesen

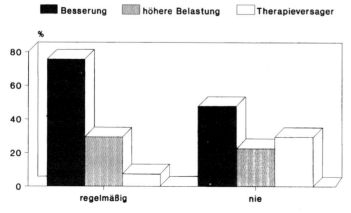

Zusammenhang KG und Therapieerfolg

■ Besserung   ▨ höhere Belastung   □ Therapieversager

%

durchgeführte Krankengymnastik

regelmäßig   nie

Abb. 8.1 Bei Patienten, die aufgrund eines Bandscheibenschadens mit einem Korsett versorgt wurden, zeigte sich in der Gruppe die regelmäßig Krankengymnastik durchführte eine signifikant höhere Besserungrate bzw. Belastungsfähigkeit. Therapieversager fanden sich signifikant häufiger in der Gruppe ohne Krankengymnastik.

kommt es zu einer vermehrten Entlastung der ventralen Bandscheibenabschnitte mit vermehrter dorsaler Druckbelastung. Da die Eingriffe, sofern es sich um die perkutane Nukleotomie oder Laserdekompression handelt, im dorsalen Abschnitt durchgeführt werden, belasten diese Orthesen gerade jenen Bereich besonders.

Bei den Orthesen ohne wesentliche Stellungskorrektur kommt es in der Mittelstellung zur Stabilisierung des Segmentes. Diese Orthesen sind in der Nachbehandlung von intradiskalen Eingriffen als bedingt geeignet anzusehen, da sie die dorsalen Bandscheibenabschnitte nur wenig entlasten.

Lordose reduzierende Flexionsorthesen sind für die Nachbehandlung von intradiskalen Eingriffen zu empfehlen. Durch die Verminderung der Lordose kommt es zu einer Erweiterung des Spinalkanals und der Foramina intervertebralia (Dunlop et al. 1984, Stephens et al. 1991). Die Aufdehnung der hinteren Bandscheibenabschnitte soll über die verminderte Lordosestellung zu einer Straffung des hinteren Längsbandes und der noch erhaltenen Anulusfasern eine weitere Reduzierung der Bandscheibenvorwölbung bewirken. Durch die Druckentlastung der hinteren Bandscheibenanteile wird die Möglichkeit gegeben, daß es zu einer Verfestigung der Bandscheibe unter bestmöglicher Erhaltung der dorsalen Bandscheibenhöhe und größtmöglicher Verminderung der Vorwölbung kommt. Die Orthese sollte somit über 6–8 Wochen nach der perkutanen Nukleotomie und nur ausnahmsweise nach Laserdekompression getragen werden. Aufgrund der biologischen Umbauprozesse bei der Chemonukleolyse ist hier eine verlängerte Tragezeit von 2–3 Monaten notwendig.

Die Orthesen führen zu einer mäßigen Einschränkung der Bewegungsfreiheit. Vor- und Rückneigungen sind möglich, die maximalen Bewegungsausschläge der Wirbelsäule werden blokkiert. Die Vorneigung ist auch wegen der von Nachemson (1963) gezeigten relativen Druckerhöhung der Bandscheibe bei Vorneigung nicht wünschenswert, da der durch die intradiskale Therapie verminderte Bandscheibendruck hier wieder, insbesondere wenn noch zusätzliche Gewichte getragen werden, massiv erhöht und ein erneuter Vorfall in der noch nicht verheilten Bandscheibe provoziert werden kann.

Die Wirkung der Flexionsorthese kann somit folgendermaßen zusammengefaßt werden:

– Verminderung der Lendenlordose
– Verminderung des Druckes auf die dorsalen Bandscheibenanteile

– Verminderung intradiskaler Druckerhöhungen
– Straffung des hinteren Längsbandes
– Abflachung der sekundären Bandscheibenvorwölbung
– Erweiterung der Foramina intervertebralia
– Erweiterung des Spinalkanals

> Nachbehandlung der Patienten mittels Flexionsorthesen.
> Wirkung: Verminderung der Lendenlordose und der intradiskalen Druckerhöhung sowie Reduzierung des Druckes auf die dorsalen Bandscheibenabschnitte. Erweiterung des Spinalkanals und der Foramina intervertebralia. Korsettbehandlung nur vorübergehend (6–8 Wochen perkutane Nukleotomie, 2–3 Monate Chemonukleolyse) und in Kombination mit gleichzeitiger Krankengymnastik zur Stabilisierung von Bauch- und Rückenmuskulatur.

8.2 Krankengymnastik

8.2.1 Pathophysiologischer Hintergrund

Der Muskulatur kommt für die Gesamtstabilität der Wirbelsäule eine überragende Rolle zu. Die Bedeutung wurde eindrucksvoll von Lucas (1970) dargestellt, indem er an einem Wirbelsäulenpräparat mit erhaltenen Kapselbandstrukturen nach Entfernung der Muskulatur bereits durch eine Minimallast von 20 N, die nur einen Bruchteil der Last darstellte, die *in vivo* auftritt, extreme Verformungen auslöste. Im Alltag wird die Bedeutung der Muskulatur eindrucksvoll durch den Haltungsverfall beim Erschlaffen der Rumpfmuskulatur, die es z. B. unmöglich macht, im Sitzen ohne passive Abstützung zu schlafen, vor Augen geführt. Von Mathiaß wurde der Vorhaltetest zur Objektivierung der Haltungsschwäche eingeführt, bei dem die Patienten aufgefordert werden, die Arme in die Vorhalte zu bringen und ohne ins Hohlkreuz zu gehen dort zu halten. Entsprechend der Zeit, die der Patient diese Stellung halten kann, wird der Test als negativ oder positiv gewertet.

Ein besonderes Problem stellt die Bewertung der muskulären Leistungsfähigkeit zur segmentbezogenen Stabilisierung der Lendenwirbelsäule beim gleichzeitigen Vorliegen eines Bandscheibenvorfalls oder nach dessen operativer Behandlung dar. Die autochtone Rückenmuskulatur wird durch den Ramus dorsalis des Spinalnerven innerviert. Bandscheibenvorfälle oder Protrusionen führen häufig zu einer Mitreaktion der Rückenmuskulatur im Sinne eines Lumbalspasmus entweder durch Auslösung einer sogenannten Fehlhaltung oder durch direkte Reizung des Ramus dorsalis (Krämer 1994).

Histologische Untersuchungen an Muskelgewebe von bandscheibenoperierten Patienten zeigten Veränderungen, die im Zusammenhang mit einer Läsion des Ramus dorsalis des Spinalnerven bzw. dem anhaltenden Muskelspasmus zu sehen sind. Bereits Fidler (1975) beschrieb eine Abnahme der Typ II Fasern im Muskulus multifidus in Abhängigkeit vom Lebensalter, der Flexibilität der Wirbelsäule und von chronischen Kreuzschmerzen. Muskelfasern können in Abhängigkeit von ATPase-Aktivitäten in Typ I Fasern mit langsamer Kontraktilität aber hoher Ausdauerleistung und Typ II Fasern mit schneller Kontraktilität und geringer Dauerleistungsfähigkeit unterschieden werden, wobei die Gruppe II noch in IIa und IIb mit niedriger und hoher ATPase-Aktivität (Brook und Kaiser 1970) unterteilt wird. In der Rückenmuskulatur überwiegen Typ I Fasern mit einem Anteil zwischen 54,9 % und 62 %. Dies zeigt, daß der Rückenmuskel besonders auf die Leistung tonischer Haltearbeit ausgerichtet ist. Während Ford und Mitarbeiter (1983) und Bagnall und Mitarbeiter (1983) keinen Unterschied in der Muskelzusammensetzung der zu operierenden und der nicht betroffene Gegenseite fanden, konnte Shu (1989) bei Muskelproben von bandscheibenoperierten Patienten eine mit 68 % erhöhte Rate an Typ I Fasern feststellen. Die Typ I Fasern zeigten einen nor-

malen Durchmesser, während Typ II Fasern deutliche Atrophien aufwiesen. In Abhängigkeit von der Beschwerdedauer vor der Operation fand sich eine weitere signifikante Atrophie der Typ II Muskelfasern. Zusätzlich war das Verhältnis von IIa zu IIb Fasern zugunsten der IIb Fasern verschoben, wie es bereits von Haggmark (1979) an anderer Stelle als Immobilisationsfolge beschrieben ist. Umgekehrt beeinflusst das Muskeltraining das Verhältnis IIa/IIb zugunsten von IIa Fasern (Andersen 1977).

Eine besondere Bedeutung in der intersegmentalen Stabilisierung wird dem M. multifidus, einem tiefen Anteil des M. errector spinae, der vom Querfortsatz eines Wirbelkörpers zum Dornfortsatz des nächsthöheren und übernächsten Wirbelkörpers verläuft, zugeschrieben (Morris et al.1962, Macintosh und Bogduk 1986, Pauly 1966, Waters und Morris 1972). Mit Hilfe der schnell reagierenden Typ II Fasern soll der Muskel bei plötzlichen unvorhergesehenen Bewegungen und Rumpfbelastungen die Lendenwirbelsäule segmental stabilisieren. Fidler (1975) hat eine Atrophie von Typ II Fasern unter anderem auch bei Patienten nach Rückenoperationen festgestellt. Den positiven Einfluß des M. multifidus auf die Stabilisation der Wirbelsäule konnten wir in einem dreidimensionalen Computersimulationsmodell belegen. Die neutrale Zone als klassischer biomechanischer Parameter der Instabilität konnte durch Anspannung des M. multifidus signifikant reduziert werden (Steffen und Nolte 1992; Abb. 8.2).

Klinische Studien unterstreichen ebenfalls, daß die Leistungsfähigkeit der Muskulatur entschei-

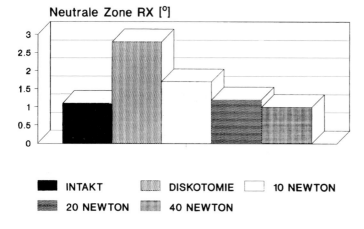

Abb. 8.2 Bei der Computersimulation des M. multifidus zeigte sich, daß die diskektomiebedingte Instabilität (Zunahme der neutralen Zone) durch die Anspannungskräfte des Muskels mit zunehmender Muskelkraft vollständig kompensiert werden konnte.

dend den Ablauf der Rekonvaleszenz und damit die Wiedereingliederung in das Arbeits- und Freizeitleben mit uneingeschränkter körperlicher Aktivität bestimmt. Andrews und Lavyne (1990) konnten bei einem Vergleich von 2 verschiedenen Operationsverfahren (Standard-OP-Technik versus Mikrotechnik) des lumbalen Bandscheibenvorfalls herausarbeiten, daß durch das invasivere Verfahren mit einer Muskelablösung über 2 lumbale Wirbelsegmente (L4 S1) eine wesentlich längere Rekonvaleszenzzeit erforderlich wurde (6,5/3,8 Wochen). Dieses Ergebnis gilt jedoch nur für eine präoperative Dauer der Beschwerden von unter 6 Monaten. Bei vorbestehenden Beschwerden über mehr als 6 Monate war eine Verkürzung der Erholungszeit durch ein muskelschonendes OP-Verfahren nicht mehr zu erzielen. Entsprechend muß eine wesentliche Beeinträchtigung der Muskelfunktion durch die lange Immobilisation in Übereinstimmung mit den bereits zitierten Arbeiten angenommen werden.

In einer Untersuchung zur Leistungsfähigkeit der Bauch- und Rückenmuskulatur nach vorausgegangener Bandscheibenoperation konstatierten Kahanovitz und Mitarbeiter (1989) eine signifikant verminderte Muskelkraft bei isometrischer Rumpfstreckung noch 1 Jahr nach der Operation im Vergleich zu einem Kontrollkollektiv. Die anfangs auch in Flexion beeinträchtigte Kraft war nicht mehr signifikant unterschiedlich. Dieses unterstreicht die Forderung, daß in der Nachbehandlung ein besonderes Augenmerk auf die Rückenmuskulatur gelegt werden muß. Die postoperativ zu erwartende lumbale Segmentinstabilität ist keineswegs als generelle Hypermobilität aufzufassen, wenn auch biomechanische Untersuchungen eine Zunahme der jeweiligen Bewegungsausschläge zeigten. Dieses Phänomen relativiert sich unter Zunahme der Vorlast und ist wahrscheinlich unter physiologischer Vorlast durch das Rumpfgewicht vernachlässigbar.

Das Hauptproblem stellt die neutrale Zone, klinisch ausgedrückt als ein vermehrtes Gelenkspiel, dar. Zur Kompensation dieses Phänomens ist ein leistungsfähiger Musculus multifidus erforderlich, dessen Hauptaufgabe die Feinjustierung des lumbalen Bewegungssegmentes darstellt. Insbesondere ist zur Segmentstabilisierung ein leistungsfähiger Anteil von schnell reagierenden Typ II Fasern erforderlich. Hieraus leitet sich die Forderung nach einem gezielten Training der autochtonen Rückenmuskulatur ab, zumal die Bedeutung der Bauchmuskulatur und des intraabdominellen Druckes für die Rumpfstabilisierung offensichtlich überschätzt wurde (Tesh et al. 1987).

Sowohl für die Rehabilitation nach Bandscheiben- bzw. Wirbelsäuleneingriffen als auch zur Prophylaxe von ermüdungsbedingten Verletzungen ist ein Leistungs- und Ausdauertraining der Rückenmuskulatur erforderlich. Ein unterstützender Effekt durch niederfrequente Reizströme scheint nachgewiesen (Mabuchi et al. 1982). Nachdem durch eine gezielte Rehabilitation eine verbesserte Leistungsfähigkeit der Rückenmuskulatur erzielt wurde, ist eine normale Flexibilität der Wirbelsäule und der angrenzenden Gelenke als zweites therapeutisches Ziel anzustreben (Saal und Saal 1989). Kontrakturen in den angrenzenden Gelenken, z. B. im Hüftgelenk, können mitverantwortlich für eine reaktive Fehlstellung der Wirbelsäule sein. Ebenfalls muß dem Patienten das Gefühl für eine bewußte Positionierung und Stabilisierung der Lendenwirbelsäule vermittelt werden. Durch eine aktive Grundstabilisierung können gefährliche Belastungswechsel, in denen das Bewegungssegment ohne den Schutz der Vorlast ist, vermieden werden.

Die Muskulatur hat eine wesentliche Aufgabe bei der Stabilisierung der Wirbelsäule. Im biomechanischen Versuch treten bereits bei geringsten Lasten nach Entfernung der Muskulatur große Verformungen auf. Im Rahmen von chronischen Kreuzschmerzen kommt es zu einer Vermehrung der Fasern mit langsamer Kontraktilität und hohen Ausdauerleistungen (Typ I) zu ungunsten der Fasern mit schneller Kontraktilität und geringer Dauerleistungsfähigkeit (Typ II). Bei Patienten mit Rückenoperationen ist ebenfalls eine Atrophie der Typ II Fasern festzustellen. Nach Bandscheibenoperationen kommt es zu keiner klinisch relevanten Segmenthypermobilität, sondern es kommt zu einer Zunahme des Gelenkspiels (neutrale Zone). Zur Kompensation ist eine leistungsfähige Rückenmuskulatur erforderlich. Kontrakturen in den angrenzenden Gelenken sollten vor einer Behandlung von reaktiven Fehlstellungen beseitigt werden, da sie ebenfalls zur Überlastung der Wirbelsäule führen können.

8.2.2 Praktische Übungen

Das Ziel des krankengymnastischen Übungsprogramms ist es, eine ausreichende aktive muskuläre Stabilisierung der Lendenwirbelsäule zu erzielen, um schmerzauslösende, unkontrollierte Bewegungen zu vermeiden. Im Trainingsprogramm werden

zwei Stufen unterschieden. In der ersten Stufe bestimmt der Patient die Neutralstellung seiner Lendenwirbelsäule. Dies bedeutet nicht zwangsläufig
einen bestimmten Lordosegrad, sondern es wird
individuell die Position bestimmt, die dem Patienten am wenigsten Schmerzen bereitet.

Die Basis jeder krankengymnastischen Behandlung ist der individuell erhobene Muskel- und Ge-
lenkstatus. Bei Wirbelsäulenerkrankungen kommt
den Haltungs- und Arbeitsgewohnheiten des Patienten eine besondere Bedeutung zu. Die Hal-
tungsanalyse erfolgt durch Inspektion in verschiedenen Positionen wie Sitzen, Gehen und Stehen.
Hierbei fallen auch strukturelle und funktionelle
Veränderungen des übrigen Bewegungsapparates
auf. Fehlhaltungen sowie Becken- und Schulter-
schiefstand und Seitverbiegungen der Wirbelsäule
sind zu beachten.

Eine wesentliche zusätzliche Beeinträchtigung
bei der Entstehung degenerativer Wirbelsäulen-
prozesse stellt die sternosymphysiale Belastungs-
haltung dar. Sie ist als systematischer Störfaktor
durch eine Dauerfehlhaltung anzusehen, auf die
sich lokale Störfaktoren aufaddieren können, die
das Beschwerdebild bei Bandscheibenvorfällen
weiter verstärken können. Die Palpation der
Weichteile und Gelenke sollte nach den Prinzipien
der Funktionsanalyse durchgeführt werden, die einen Hinweis auf die Beziehung zwischen Haltung
und Beschwerdeproblematik geben kann. Es werden hierbei bezogen auf die Wirbelsäule 2 Palpa-
tionskreise, der symphysiale und der sternale unterschieden (Abb. 8.3).

Zunächst werden verschiedene Punkte im Bereich der Symphyse und des Sternums auf Druck-
schmerzhaftigkeit in der Fehlhaltung und anschließend nach Korrektur in der aufgerichteten
Position untersucht. Punkte, die nach Haltungskor-
rektur weniger schmerzhaft sind, werden als hal-
tungsabhängig oder reflektorisch bezeichnet und
müssen nicht behandelt werden. Diejenigen, die
unverändert oder schmerzverstärkt sind, stellen einen autochtonen Reiz dar, der das Beschwerdebild
unterhalten kann. Hier ist die Therapie anzusetzen.

Der funktionelle Befund beinhaltet eine aktive
und passive Untersuchung. Im aktiven Test werden der Bewegungsablauf und das Bewegungsausmaß untersucht. Auffällige Veränderungen können dann im passiven Befund weiter differenziert
werden. Hierbei kann unterschieden werden, ob
eine verminderte Beweglichkeit z. B. durch ver-
kürzte Weichteilstrukturen oder arthrogen bedingt
ist. Bei den Weichteilstrukturen deutet ein
weichelastisches Endgefühl auf die Muskulatur

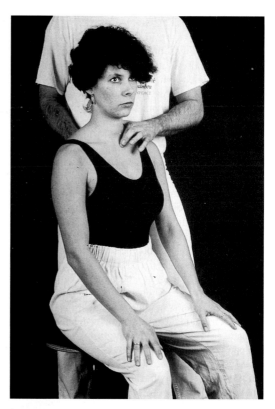

Abb. 8.3 Palpation des sternokostalen Gelenks
im Rahmen der Funktionsanalyse.

und ein festelastisches auf kapsuläre bzw. liga-
mentäre Strukturen hin, während ein hartes Endgefühl auf eine knöcherne Bewegungsblockierung
rückschließen läßt.

Bei dieser Analyse ist ein besonderes Augenmerk auf die auf das Hüftgelenk einwirkenden
Muskelgruppen zu richten, da hierdurch im Wesentlichen die Position des Beckens und damit der
Wirbelsäule bestimmt wird. Folgende Funktions-
einheiten sind gezielt zu analysieren (Abb. 8.4):
Ischiokrurale Muskulatur, M. quadriceps femoris,
M. iliopsoas, Wadenmuskulatur sowie Innen- und
Außenrotatoren des Hüftgelenks. Bei Dehnungs-
übungen der beschriebenen Muskulatur ist darauf
zu achten, daß die Neutralposition der Lendenwirbelsäule aufrecht erhalten bleibt, um jegliche
Schmerzprovokation zu vermeiden.

Die aktive krankengymnastische Therapie im
Anschluß an die Behandlung eines Bandscheibenvorfalls hat eine Kräftigung der Muskulatur und
eine Stabilisierung der Wirbelsäule zum Ziel. Hal-
tungs- und Verhaltenstraining nach dem Rücken-
schulprinzip sind ein weiterer wichtiger Bestand-

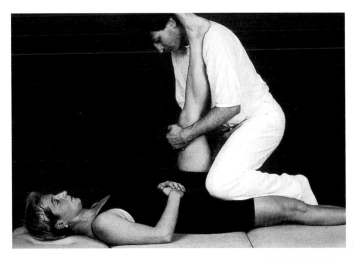

a

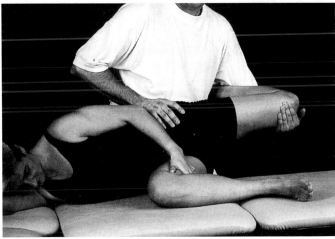

b

Abb. 8.4 a, b Dehnung der ischiokruralen Muskulatur (a) und des M. rectus femoris (b) durch den Therapeuten.

teil der Therapie. Für die Rückenmuskulatur, die durch die längeren Schmerzphasen und dadurch bedingte Inaktivität geschwächt sein kann, werden zunächst befreiende statische Entspannungsübungen durchgeführt.

Nach Überwinden der akuten Schmerzphase und mit zunehmender Kräftigung der Muskulatur kann ein intensiveres Training, bestehend aus einem Kräftigungs- und Dehnungsprogramm, durchgeführt werden. Das Kräftigungstraining zielt auf eine muskuläre Stabilisation der Wirbelsäule ab. Um die Muskulatur für die Stabilisation zu trainieren wird im Kraftausdauerbereich mit 50 % bis 70 % der Maximalkraft sowie einer hohen Wiederholungszahl gearbeitet. Wichtig ist dabei, daß nicht einzelne Muskeln isoliert sondern Muskelketten, aufbauend auf den Erkenntnissen der Neurophysiologie, trainiert werden (Abb. 8.5).

Für jede Übung muß der eigene Maximalwert bestimmt werden, d. h. nach Einnehmen der korrekten Ausgangsstellung wird die jeweilige Übung so oft (maximale Wiederholungszahl) und so lange (maximale Wiederholungszeit) durchgeführt, bis unerwünschte Ausweichbewegungen oder Ermüdungsschmerz der beanspruchten Muskulatur auftreten. Von diesem Maximalwert werden $\frac{2}{3}$ als Trainingswert angenommen, die wiederum in einer Serie von 3 Wiederholungen mit einer Pausenzeit, die der Trainingszeit entspricht, durchgeführt werden.

Beispiel: 30 Übungen pro 30 Sekunden = Maximalwert. Trainingswert = $\frac{2}{3}$ = 20 mal/20 Sekunden mit 20 Sekunden Pausendauer

Zunächst werden 3 Serien durchgeführt. Wenn diese mühelos bewältigt werden, so wird zunächst die Serienzahl zunächst auf 4 und dann auf 5 ge-

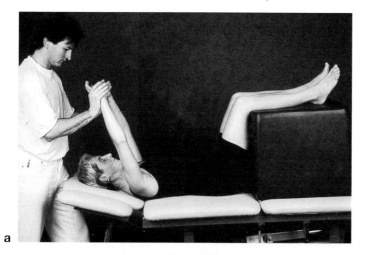

a

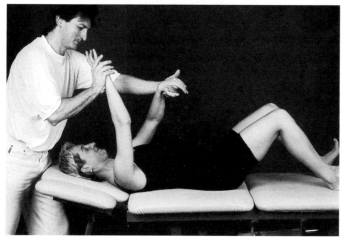

b

Abb. 8.5 a, b Isometrische und symmetrische Anspannung im Armmuster (Flx, Abd, AR) mit Tonisierung der Rumpfmuskulatur (a); isometrische oder dynamische, asymmetrische Anspannung in beiden PNF-Armmustern + symmetrische Anspannung der Beine (b).

steigert. Erst dann sollte von 20 auf 30 mal/30 Sekunden übergegangen werden. Kann auch diese Anzahl von Wiederholungen mühelos durchgeführt werden, so sollte die Belastung (das Gewicht) gesteigert werden, und ein neuer Maximalwert bestimmt werden, mit dem man wieder mit einem Trainingswert von ⅔ anfängt zu trainieren. Die Übungen sollten nur nach einer entsprechenden Aufwärmung erfolgen.

Dehnungen sollten langsam bis in den Anspannungsschmerz hineingehend durchgeführt werden. Dort sollte die Spannung dann gehalten werden (20–30 Sekunden), ohne Nachzufedern, oder über den Schmerzpunkt hinaus zu dehnen. Anschließend dann langsam die Spannung reduzieren. Jede Dehnung sollte 3 mal wiederholt werden.

Ein Muskelzuwachs und somit eine adäquate Kräftigung der Muskulatur ist nur dann zu erreichen, wenn ein solches Kräftigungs- und Dehnungstraining mindestens 3 mal wöchentlich mindestens 30 Minuten durchgeführt wird, da Untersuchungen gezeigt haben, daß ein zweimal wöchentliches Training über 30 Minuten lediglich in der Lage ist, eine Muskelatrophie zu verhindern.

Übungsbeispiele für das Kräftigungs- und Dehnungsprogramm

(nach E. Ternig in Chemonucleolysis and Related Intradiscal Therapies edited by R. H. Wittenberg and R. Steffen):

Aktive, schmerzfreie Ausrichtung des Rumpfes im Sitzen (neutrale Sitzposition):
(Abb. 8.6 a u. b)
- Aufrechter Rumpf, schmerzfreie Lordoseposition, Belastung im vorderen Drittel des Stuhls, Druck auf die Sitzbeinhöcker
- Brustbein schräg zur Decke, Schulterblätter zur Wirbelsäule, Kopf aufrichten, leichtes Doppelkinn
- Beine grätschen, Knie leicht abgesenkt, Füße gleichmäßig in Bodenkontakt
- Rumpfgewicht mit den Armen an den Oberschenkeln abstützen

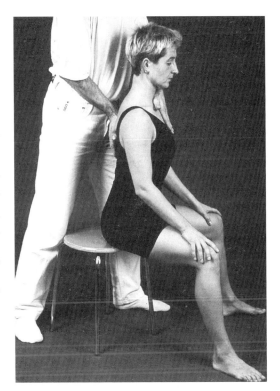

Kräftigungsübungen

Übung 1: (ohne Hilfsmittel)
(Abb. 8.7)
Ausgangsstellung:
- neutrale Sitzposition
- Arme gestreckt auf Schulterhöhe, Daumen zur Decke
Ausführung:
- Wechselseitige kurze und schnelle Bewegungen nach oben und unten mit Wechsel der oberen Hand
Trainingszeit:
- Zu Anfang 3, später auf 5 Serien von je 15–30 Wiederholungen steigern
Wichtig:
- Schultern unten lassen
- Keine Ausweichbewegung vom Rumpf in die Seitneigung

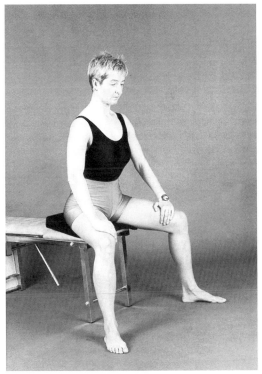

Übung 2: (ohne Hilfsmittel)
(Abb. 8.8)
Ausgangsstellung:
- neutrale Sitzposition
- Arme zur Seite auf Schulterhöhe anheben
- Handflächen zur Decke, Ellbogen gestreckt

Abb. 8.6 a und b   (neutrale Sitzposition)

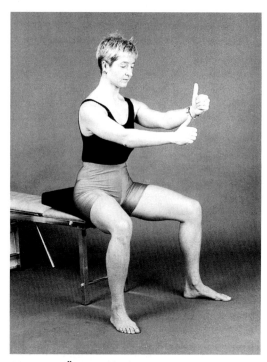

Abb. 8.7   (Übung 1)

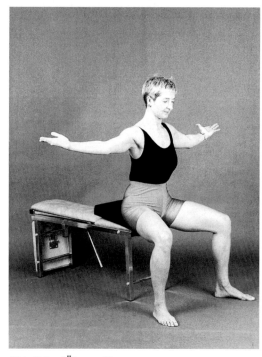

Abb. 8.8   (Übung 2)

Ausführung:
- Gleichsinnige kurze schnelle Bewegungen vor und rück

Trainingszeit:
- Zu Anfang 3, später auf 5 Serien von je 15–30 Wiederholungen steigern

Wichtig:
- Keine Ausweichbewegungen vom Rumpf in die Beugung

Übung 3: Hilfsmittel = 2 Flaschen
(Abb. 8.9, 8.10)

Ausgangsstellung:
- neutrale Sitzposition, mit angelehntem Brustbein (Reitersitz)
- Arme gestreckt auf Schulterhöhe
- Flaschen als Gewicht

Ausführung:
- Arme gestreckt nach hinten bringen

Trainingszeit:
- Zu Anfang 3, später auf 5 Serien von je 15–30 Wiederholungen steigern

Wichtig:
- Schultern nicht hochziehen
- Bewegung nur aus dem Schultergelenk
- Keine ruckartigen Bewegungen
- Nicht ins Hohlkreuz/oder Rundrücken ausweichen

Übung 4: Hilfsmittel: Theraband am Türrahmen fixiert
(Abb. 8.11, 8.12):

Ausgangsstellung:
- neutrale Sitzposition
- Arme nach vorne über Kopfhöhe gestreckt
- Theraband unter Zug mit den Händen halten

Ausführung:
- Zug am Theraband von oben/Mitte nach unten/Seite, am Körper vorbei

Trainingszeit:
- Zu Anfang 3, später auf 5 Serien von je 15–30 Wiederholungen steigern

Wichtig:
- Band bleibt immer unter Zug
- Band nicht an den Körper reißen
- Schultern unten lassen
- stabiler Rumpf (kein Hohlkreuz/Rundrücken)
- Kopf aufrecht
- Handgelenke fixiert

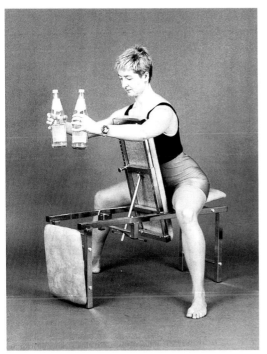

Abb. 8.9 (Übung 3)

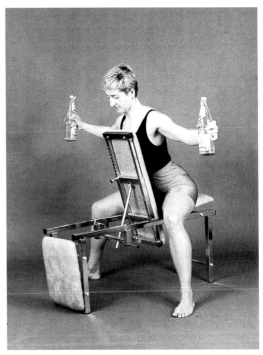

Abb. 8.10 (Übung 3)

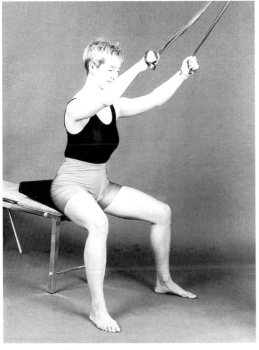

Abb. 8.11 (Übung 4)

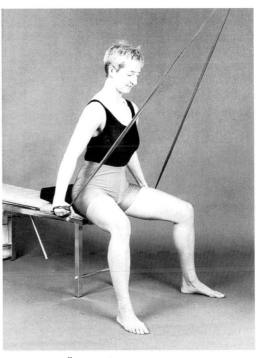

Abb. 8.12 (Übung 4)

Übung 5: Hilfsmittel: Theraband an der Türklinke fixiert (Abb. 8.13, 8.14)
Ausgangsstellung:
– neutrale Sitzposition
– Arme in Schulterhöhe nach vorn gestreckt
– Theraband unter Zug mit den Händen halten
  Ausführung:
– Theraband zur Seite ziehen
Trainingszeit:
– Zu Anfang 3, später auf 5 Serien von je 15–30 Wiederholungen steigern
Wichtig:
– Band bleibt immer unter Zug
– Band nicht an den Körper reißen
– Schultern unten lassen
– stabiler Rumpf (kein Hohlkreuz/Rundrücken)
– Kopf aufrecht
– Handgelenke fixiert

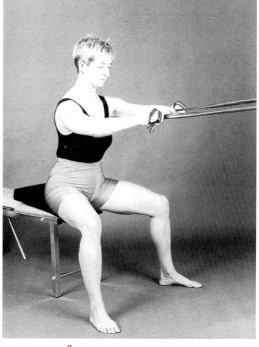

Abb. 8.13   (Übung 5)

Aktive schmerzfreie Ausrichtung des Rumpfes im Stehen:
(Abb. 8.15)
– Beine leicht gespreizt
– Füße leicht außenrotiert, gleichmäßiger Bodenkontakt
– Knie und Hüften leicht gebeugt („Locker in den Knien stehen")
– Aufrechter Rumpf mit schmerzfreier Lordoseeinstellung, Brustbein schräg zur Decke, Schulterblätter zur Wirbelsäule, Kopf aufrichten, leichtes Doppelkinn

Übung 6: (ohne Hilfsmittel)
(Abb. 8.16)
Ausgangsstellung:
– Rumpfausrichtung im Stehen
– Arme gestreckt seitlich am Körper, Daumen nach vorn
Ausführung:
– Wechselseitige kurze schnelle Bewegungen des gestreckten Armes vor und rück
Trainingszeit:
– Zu Anfang 3, später auf 5 Serien von je 15–30 Wiederholungen steigern
Wichtig:
– Stabiler Rumpf und Beine
– Keine Ausweichbewegung vom Rumpf in die Seitdrehung

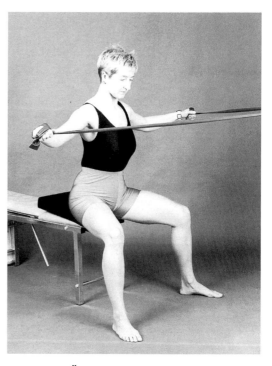

Abb. 8.14   (Übung 5)

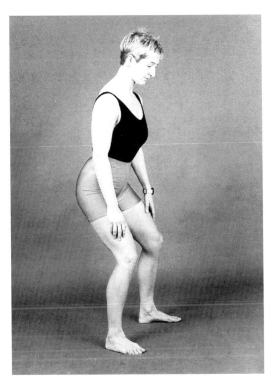

Abb. 8.15 **(Rumpfausrichtung im Stehen)**

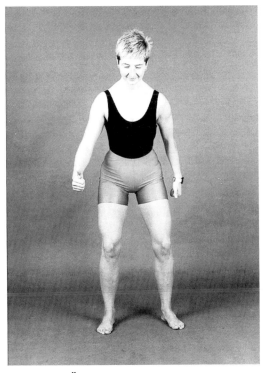

Abb. 8.16 **(Übung 6)**

Übung 7: Hilfsmittel: 2 Flaschen
(Abb. 8.17, 8.18)
Ausgangsstellung:
– Rumpfausrichtung im Stehen
– Rumpf über Hüftbeugung in Vorlage, Wirbel-
säule stabilisieren
– Arme gestreckt in Richtung Boden
– 2 Flaschen in den Händen
Ausführung:
– Flaschen nach oben außen über Kopfniveau
bringen
Trainingszeit:
– Zu Anfang 3, später auf 5 Serien von je 15–30
Wiederholungen steigern
Wichtig:
– Stabiler Rumpf und Beine
– Keine ruckartigen Bewegungen, die Flaschen
führen
– keine Ausweichbewegung in Hohlkreuz oder
Rundrücken

Übung 8: Hilfsmittel: Theraband
(Abb. 8.19, 8.20)
Ausgangsstellung:
– Rumpfausrichtung im Stehen
– Arme nach unten zur Mitte
– Arme leicht gebeugt, Ellbogen nach außen
– Theraband mit den Füßen fixiert unter Zug in
den Händen

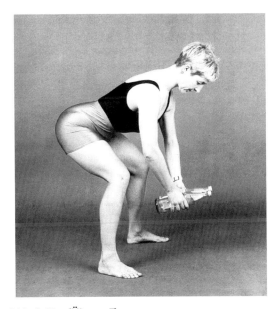

Abb. 8.17 **(Übung 7)**

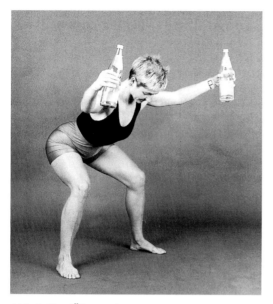

Abb. 8.18   (Übung 7)

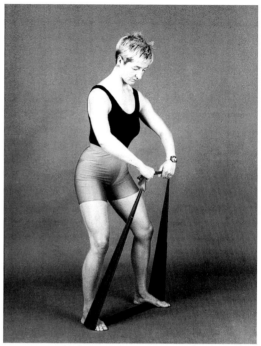

Abb. 8.19   (Übung 8)

Ausführung:
– Zug mit Theraband von unten/Mitte nach oben
  bis in Kinnhöhe
Trainingszeit:
– Zu Anfang 3, später auf 5 Serien von je 15–30
  Wiederholungen steigern
Wichtig:
– Grundhaltung kontrollieren
– Handgelenke fixiert halten
– Keine Ausweichbewegung ins Hohlkreuz

Übung 9: Hilfsmittel: Theraband
(Abb. 8.21, 8.22)
Ausgangsstellung:
– Rumpfausrichtung im Stehen
– Arme gestreckt über den Kopf
– Theraband (mit den Füßen fixiert) gekreuzt un-
  ter Zug mit den Händen gefaßt
– Handgelenke stabilisieren
Ausführung:
– Theraband gespannt fest halten
– aus dem Stand in eine leichte Kniebeuge gehen
  Trainingszeit:
– 5x10 Wiederholungen, später steigern
Wichtig:
– Arme stabilisieren
– Grundstellung kontrollieren
– Gesäß nach hinten rausschieben

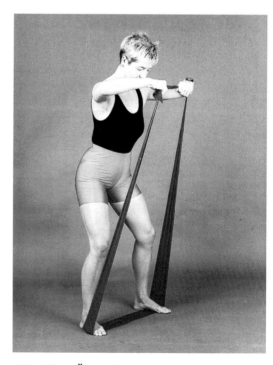

Abb. 8.20   (Übung 8)

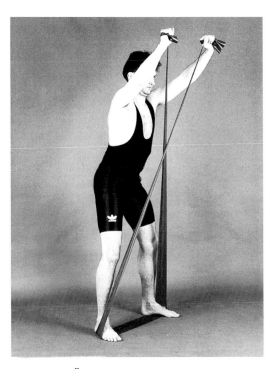

Übung 10: Hilfsmittel: Fußbank, Stuhllehne (Abb. 8.23)

Ausgangsstellung:
– Rumpfausrichtung im Stehen
– mit einem Bein auf die Fußbank treten
– Hand der gleichen Seite stützt sich an der Armlehne ab

Ausführung:
– Einseitig in die Kniebeuge gehen

Trainingszeit:
5–10 Wiederholungen, später steigern

Wichtig:
– Rumpf stabil halten
– trainiertes Bein leicht innenrotiert (Zehen nach vorn)
– Das Knie schiebt bei der Beugung nach vorn über den Fuß
– das Knie nicht nach innen fallen lassen

Abb. 8.21 (Übung 9)

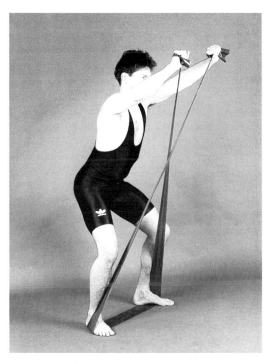

Abb. 8.22 (Übung 9)

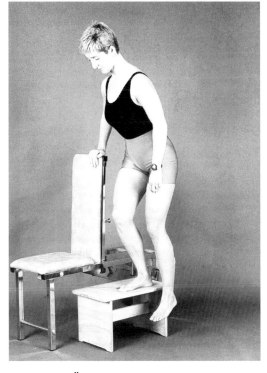

Abb. 8.23 (Übung 10)

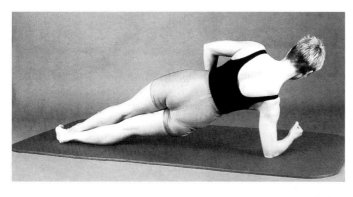

Abb. 8.24   (Übung 11)

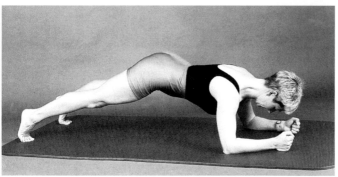

Abb. 8.25   (Übung 12)

Übung 11: Hilfsmittel: Übungsmatte
(Abb. 8.24)
Ausgangsstellung:
– Seitlage auf der Matte
– Ellbogen aufgestützt
– oben liegendes Bein nach vorne setzen
  Ausführung:
– Gesäß durch den Ellbogenstütz nach oben bringen (Becken und Hüfte mit abheben) und wieder entlasten (Gewicht auf die Matte abgeben)
Trainingszeit:
5–10 Wiederholungen
Wichtig:
– Rumpf stabil halten (Bauchspannung, Schulterblätter zur Wirbelsäule ziehen)
– Nacken/Kopf ausrichten, leichtes Doppelkinn

Übung 12: Hilfsmittel: Übungsmatte
(Abb. 8.25)
Ausgangsstellung:
– Bauchlage
– Ellbogen und Füße gespreizt aufstützen
Ausführung:
– Mit der Rumpfanspannung den Körper in den Ellbogenstütz bringen, langsam zurückgehen
Trainingszeit:
5–10 Wiederholungen
Wichtig:
– Gesamtkörperspannung
  (Bauchspannung, Schulterblätter anziehen, Kopf/Nacken ausrichten) aufbauen
– Bauch nicht „durchhängen" lassen, kein Hohlkreuz

Dehnungsübungen

Übung 1: Dehnung der Nackenmuskulatur
(Abb. 8.26)
Ausgangsstellung:
– neutrale Sitzposition
    Ausführung:
– Kopf zur linken Seite neigen und in den linken
    Arm hineinlegen, nicht ziehen
– der rechte Arm zieht nach hinten unten
    Trainingszeit:
– Dehnung ca. 20–30 Sekunden halten, 3 Wie-
    derholungen; Seite wechseln
Wichtig:
– Blick nach unten
– leichtes Doppelkinn
– Brustbein zur Decke schieben

Übung 2: Dehnung der Wadenmuskulatur
(Abb. 8.27)
Hilfsmittel: Stuhllehne
Ausgangsstellung:
– Ausrichtung des Rumpfes im Stehen
– Ausfallschritt
– Gewicht nach vorn verlagern
– Arme stützen den Oberkörper
Ausführung:
– Rechtes Bein geht nach vorn in eine leichte
    Kniebeuge
– linkes Bein überstreckt nach hinten
– Ferse an den Boden drücken
Trainingszeit:
    20–30 Sekunden halten, 3 Wiederholungen,
    Seite wechseln
Wichtig:
– Blick nach unten
– leichtes Doppelkinn
– Brustbein zur Decke schieben

Übung 3: Dehnung der Adduktoren
(Abb. 8.28)
Hilfsmittel: Übungsmatte, Übungsstab
Ausgangsstellung:
– Ausrichtung des Rumpfes im Stehen
Ausführung:
– leichte Grätsche, 1 Bein gebeugt, 1 Bein ge-
    streckt, Rumpf leicht nach vorne gebeugt, bei
    aufrechter Wirbelsäule
Trainingszeit:
– 20–30 Sekunden halten, 3 Wiederholungen,
    Seite wechseln

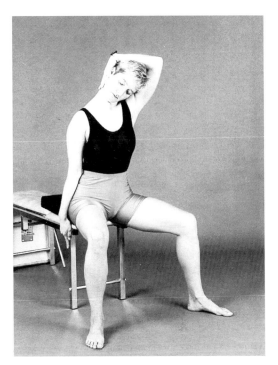

Abb. 8.26   (Übung 1)

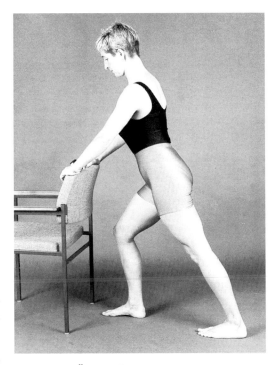

Abb. 8.27   (Übung 2)

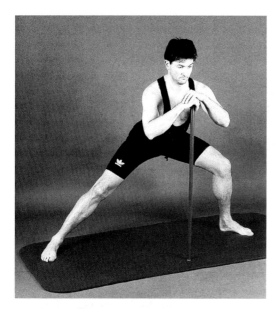

Abb. 8.28   (Übung 3)

Wichtig:
– Blick eher nach unten
– leichtes Doppelkinn
– Brustbein zur Decke schieben
– linkes Bein anbeugen
– Rumpf nach vorn neigen und abstützen
– rechtes Bein weit abspreizen

Übung 4: Dehnung der Hüftbeuger (a) und Dehnung der vorderen Oberschenkel-/Kniestreckermuskulatur (b)
Abb. 8.29 a u. b) Hilfsmittel: Übungsmatte, Handtuch
Ausgangsstellung:
– auf dem rechten Bein kniend
– linkes Bein gebeugt nach vorn aufgestellt
– Rumpf in Neutralstellung in Verlängerung der rechten Oberschenkelachse ausrichten
– Rumpf mit beiden Händen am linken Knie abstützen
– Kopf ausrichten, Doppelkinn
4 a)   Ausführung:
– Becken nach vorn drücken
– Gewicht nach vorn verlagern
Trainingszeit:
– 20–30 Sekunden halten, 3 Wiederholungen, Seite wechseln
Wichtig:
– Hohlkreuz vermeiden
– Oberschenkel weit genug nach hinten führen
4 b)   Ausführung:
Ferse mit Hilfe eines Handtuches in Richtung Gesäß ziehen
Trainingszeit:
– 20–30 Sekunden halten, 3 Wiederholungen, Seite wechseln
Wichtig:
– Hohlkreuz vermeiden
– Oberschenkel weit genug nach hinten führen

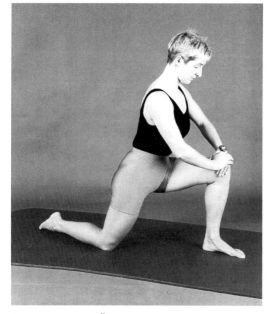
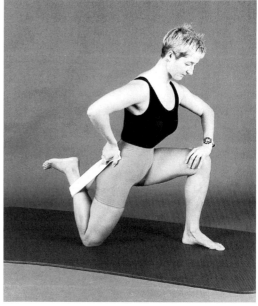

Abb. 8.29 a + b   (Übung 4)

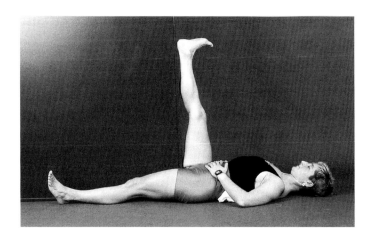

Abb. 8.30   (Übung 5)

Übung 5: Dehnung der hinteren (ischiokruralen) Oberschenkelmuskulatur
(Abb. 8.30)
Ausgangsstellung.
– Rückenlage, 1 Bein gestreckt nach oben (evtl. am Türrahmen), anderes Bein gestreckt am Boden ablegen
Ausführung:
– Ferse Richtung Decke schieben, Zehen zur Nase anziehen
Trainingszeit:
– Dehnung ca. 20–30 Sekunden halten, 3 Wiederholungen; Seite wechseln
Wichtig:
– Hohlkreuz vermeiden
– Becken gegen den Boden drücken

8.3 Physikalische Therapie

8.3.1 Massage

Die Massagebehandlung gliedert sich in die sogenannte klassische Massage zur lokalen Behandlung der Muskulatur und die Reflextherapien wie z. B. die Bindegewebsmassage, oder die Marnitz-Therapie.

Bei der klassischen Massage wird versucht, mit verschiedenen Griffen eine Tonussenkung und Mehrdurchblutung der Muskulatur zu bewirken. Untersuchungen mit Radionukleiden haben gezeigt, daß mit den Knetungen ebenso wie mit kräftigen Ausstreichungen die größte Mehrdurchblutung erreicht wird. Über die Detonisierung reflektorisch verspannter Muskulatur und den ver-

besserten Stoffwechsel kann es zur Besserung der lokalen Rückenschmerzsymptomatik kommen. Durch Massagegriffe am direkt betroffenen Segment kommt es jedoch zu einer Verstärkung der Lordose und damit bei einer Bandscheibenprotrusion zu einem vermehrten Druck auf die Nervenwurzel. Bei kräftiger Durchführung der Knetungen und Ausstreichungen im Rahmen der Nachbehandlung kann somit eine verstärkte Reizung des irritierten Spinalnervens auftreten. Diese Patienten geben dann über die verminderte Muskelverspannung eine gebesserte lokale Rückenschmerzsymptomatik bei gleichzeitiger Verstärkung des Beinschmerzes an. Um dieses weitestgehend zu vermeiden, sollte zum einen auf eine gute Entlordosierung bei der Behandlung in Bauchlage geachtet werden (Abb. 8.31), zum anderen könnte bei stärkeren Beschwerden in der umgekehrten Würfellagerung therapiert werden.

Empfehlenswerter ist jedoch die Anwendung von Reflextherapien. Hierbei bietet sich die Bindegewebsmassage mit ihren verschiedenen Aufbauten an, die aufgrund der durchgeführten Strich- bzw. Anhaktechnik nicht die Gefahr der mechanischen Reizung der Nervenwurzel durch das Arbeiten in der Hyperlordose birgt.

Besonders geeignet ist die Schlüsselzonenmassage nach Marnitz. Bei dieser Therapie wird über eine kleinflächige punktförmige Arbeitsweise reflektorisch eine Entspannung der Muskulatur bewirkt. Da neben der lokalen Anwendung auch reflektorisch über Zonen am Ober- und Unterschenkel therapiert wird, ist hier keine wesentliche mechanische Reizung der Nervenwurzel zu erwarten (Abb. 8.32). Da die Marnitz-Therapie an der Muskulatur angreift, ist sie bei diesem Krankheitsbild eher als die Bindegewebsmassage indiziert.

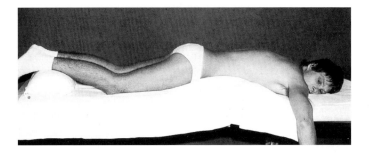

Abb. 8.31 Lagerung zur Massagebehandlung mit Ausgleich der Lendenlordose und Halbrolle unter den Sprunggelenken.

a
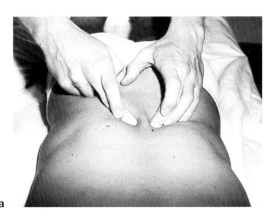

b
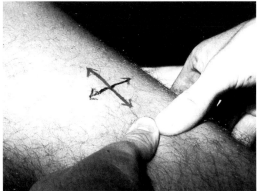

Abb. 8.32 a, b Kleinflächig-punktförmiger Massagegriff neben der Dornfortsatzreihe (a) sowie in und quer zur Faserrichtung am Oberschenkel (b; Marnitz-Therapie).

> Zur Behandlung des radikulären Lumbalsyndroms, keine rein lokal wirksamen und lordosierenden Massagegriffe einsetzen.
> Die Marnitz-Therapie, eine auf den Muskel abgestimmte Reflexzonenmassage zeigt gute Behandlungsergebnisse.

8.3.2 Thermotherapie

Die Thermotherapie beinhaltet sowohl Wärme- als auch Kälteanwendungen. Bei den Wärmeanwendungen wird zwischen lokaler und generalisierter Wärmeanwendung differenziert. Die lokalen Wärmeanwendungen gliedern sich in Therapieformen, bei denen hauptsächlich über Strahler oder Packungen Wärme appliziert wird. Das wesentliche Ziel ist eine lokale Hyperämisierung zur Stoffwechselsteigerung und Muskelrelaxation. Die Indikation in der Nachbehandlung nach intradiskalen Eingriffen besteht somit bei muskulärem Hartspann infolge Fehlhaltung oder als Folge der Überlastung.

Die Wärme kann mit einer Massage oder einer krankengymnastischen Behandlung kombiniert werden. Bei einem entzündlichen Reizzustand der Nervenwurzel, der von einer inflammatorischen Komponente begleitet sein kann, ist jedoch durchaus eine Schmerzverstärkung nach Wärmeapplikation möglich, so daß dann auf die Kältetherapie umgestiegen werden muß.

Bei der Kältetherapie wird ebenfalls zwischen lokalen Anwendungen in Form von Packungen oder Eisabreibungen und generalisierten Anwendungen mit Herabsetzung der Körpertemperatur unterschieden. Auf den Kältereiz kommt es als Sofortwirkung zu einer reflektorischen Vasokonstriktion der lokalen, oberflächlichen Blutgefäße. Bei Fortdauer der Kälteanwendung tritt nach einem Absinken der Hauttemperatur unter 15° eine Gefäßerweiterung mit einer reflektorischen Hyperämie auf. Diese erreicht nach etwa 20 Minuten ihr Maximum. Die Wirkung der Kältetherapie besteht in einer lokalen Herabsetzung des Gewebestoffwechsels und verminderten Reaktionsfähigkeit während der Kälteanwendung. In der Phase der reaktiven Hyperämie kommt es zu einer Stoffwechselsteigerung. Die Kältetherapie kann ebenfalls gut mit der Massage oder krankengymnastischen Therapie kombiniert werden.

Die Entscheidung zur Kälte- oder Wärmetherapie hängt wesentlich vom Zeitpunkt nach dem Eingriff ab. In den Tagen nach dem Eingriff empfiehlt sich eher eine Kälteanwendung, die auch operationsbedingte Schwellungszustände und Hämatome im Bereich der Punktionsstelle positiv beeinflussen kann. Im weiteren Verlauf der Behandlung kann dann zu Wärmeanwendungen übergegangen werden. Hier sind die Wärmepackungen (Moor-, Fangopackungen) den Heißluftanwendungen aufgrund der größeren Tiefenwirkung vorzuziehen. Bei Schmerzverstärkung muß wieder auf Kälteanwendung zurückgegriffen werden.

Bei der Verordnung von Thermotherapien ist daran zu denken, daß keine Beeinflussung der radikulären Schmerzsymptomatik erwartet werden kann. Ein begleitender Rückenschmerz aufgrund der reflektorischen Verspannung oder infolge der Fehlhaltung ist jedoch durch Kälte- oder Wärmeanwendungen in Kombination mit Massagen gut zu behandeln.

> In den ersten Tagen nach dem Eingriff lokale Kälteanwendung.
> Wärmeanwendung zur Detonisierung der Muskulatur beim lokalen Lumbalsyndrom. Eine Beeinflussung der radikulären Schmerzsymptomatik ist von der Thermotherapie nicht zu erwarten.

8.3.3 Elektrotherapie

Bei der elektrotherapeutischen Anwendung stehen verschiedene Stromformen zur Behandlung des lokalen Lumbalsyndroms zur Verfügung. Hier sei darauf hingewiesen, daß ebenso wie bei der Thermotherapie die Hauptindikation der lokale Rückenschmerz ist.

Bei Gleichstromtherapie (Galvanisation) wird ein konstanter niederfrequenter Strom gleicher Richtung und gleichbleibender Frequenz und Intensität appliziert. Die Wirkung des galvanischen Stromes besteht in einer Veränderung des Ionenmilieus. Hierdurch kommt es zu einem hyperämisierenden analgetischen Effekt. Die Gleichstromtherapie ist daher als Längsdurchflutung mit der Anode über der Schmerzregion beim lumbalen Muskelhartspann indiziert.

Die diadynamische Reizstromtherapie verbindet einen unterschwelligen galvanischen Gleichstrom (maximal 2 Ampère) mit einem Impulsstrom von 50–100 Hz mit 10 Millisekunden Impulsdauer. Zusätzlich kann eine Frequenzmodulation durch Kombination des 50 Hz und 100 Hz Stromes erreicht werden. Durch Umpolung nach der Hälfte der Behandlungszeit wird die Gefahr einer Gewöhnung verringert. Die Wirkung besteht in erster Linie in einer Schmerzlinderung und Durchblutungsförderung. Diadynamische Ströme sollen als Quer- oder Längsdurchflutung mit zusätzlichem Umpolen der Stromrichtung angewandt werden. Bei einer Schmerzpunktbehandlung muß die Kathode über dem Schmerzpunkt positioniert und nicht umgepolt werden. Die Indikation besteht hier wieder in der schmerzhaften lokalen Verspannung der Rückenstreckmuskulatur.

Bei der Interferenzstromtherapie werden zwei mittelfrequente Wechselströme von z. B. 4000 und 3900 Hz angewandt. Die Elektroden werden diagonal angeordnet. Im Kreuzungsbereich kommt es dann zu sogenannten Schwebungen. Die Anordnung der Elektroden ist so zu wählen, daß der Kreuzungspunkt über der maximalen Schmerzlokalisation liegt. Die Wirkung besteht wiederum in einer Mehrdurchblutung und Detonisierung der Muskulatur. Sie ist daher ebenfalls bei schmerzhafter Verspannung der Rückenstreckmuskulatur indiziert.

Die Ultraschallbehandlung ist eine Elektromechanotherapie, wobei der therapeutische Frequenzbereich um 800 kHz liegt. Die elektrische Energie wird in mechanische Schwingungen umgesetzt. Die thermische Wirkung des Ultraschalls kommt durch die Absorption und Reflexion der Ultraschallenergie zustande. Diese ist wesentlich von der Ankoppelung des Ultraschallkopfes an die Behandlungsoberfläche (Haut) abhängig, da Ultraschallenergie in Luft so gut wie nicht übertragen wird. Die maximale Tiefenwirkung des Ultraschalls beträgt bei 800 kHz ca. 7 cm mit einer Halbwerttiefe in der Muskulatur von ca. 2 cm. Die Wirkung des Ultraschalls besteht in einer Hyperämie, vermehrten Lymphproduktion und Stoffwechselsteigerung. Über den Vibrationseffekt des Ultraschalls kommt es zusätzlich zu einer Steigerung des Stoffwechselaustausches an den Zellmembranen. Eine muskeldetonisierende Wirkung des Ultraschalls wird wesentlich durch die Vibrationsreize auf die Propriozeptoren der Muskeln und Sehnen bewirkt. Die Anwendung des Ultraschalls wird zum einen bei schmerzhafter Muskelverspannung lokal über den betroffenen Muskelabschnitten; zum anderen bei radikulären Schmerzausstrahlungen im Verlauf des Nerven durchgeführt.

Die Dezimeterwelle hat bei einer Frequenz von 434 MHz im Vergleich zu den anderen Hochfrequenzthermotherapien die größte Tiefenwirkung. Sie bewirkt eine gute Tiefenerwärmung und Hyperämisierung der Muskulatur, ohne wesentlichen Energieverlust im subkutanen Fettgewebe, da dieses relativ gesehen weniger Energie der Dezimeterwellenstrahlung absorbiert. Aufgrund der guten Tiefenwirkung ist die Dezimeterwelle ideal zur Therapie des lokalen Muskelhartspanns an der Wirbelsäule. Es sollte jedoch darauf geachtet werden, daß sie nicht bei akuten Ischialgien angewandt wird, da aufgrund der Tiefenerwärmung eine Zunahme der Schmerzen auftreten könnte.

Gleichstromtherapie (Galvanisation) und Interferenzstromtherapie sind wegen ihres detonisierenden, hyperämisierenden und analgesierenden Effektes zur Behandlung des sich sekundär ausbildenden lokalen Lumbalsyndroms indiziert.
Ultraschallbehandlung lokal und im Verlauf des Nervens bei radikulärer Symptomatik.
Dezimeterwelle zur Wärmeapplikation mit guter Tiefenwirkung bei Lumbalgien.

9 Klinische Ergebnisse

Betrachtet man die Nachuntersuchungsergebnisse der drei Verfahren, so ist die Nachuntersuchungszeit nicht miteinander vergleichbar. Für die seit 1963 durchgeführte Chemonukleolyse bestehen die längsten und umfangreichsten Studien. Demgegenüber stehen die Ergebnisse der perkutanen Nukleotomie, bei der zwischen der manuellen und der automatisierten perkutanen Nukleotomie unterschieden werden muß. Die perkutane Nukleotomie wird seit 1975 von Hijikata durchgeführt, fand weitere Verbreitung aber erst nach 1980. Es sind daher Nachuntersuchungszeiten von etwas mehr als 10 Jahren zu erwarten. Weitere 10 Jahre später wurde von Onik die automatisierte perkutane Nukleotomie eingeführt (1987). Hier können nur mittelfristige Ergebnisse erwartet werden. Diese sind zwar aussagefähig in Bezug auf die Komplikationen, lassen jedoch noch keine Aussagen über eventuelle Langzeitveränderungen zu. Vergleicht man die Untersuchungen der manuellen und automatisierten perkutanen Nukleotomie, so wird eine erheblich höhere Fallzahl für die automatisierte perkutane Nukleotomie in den Nachuntersuchungsstudien beschrieben.

Noch kürzere Nachuntersuchungszeiten und weniger behandelte Patienten liegen für die erstmals 1986 durchgeführte Laserdekompression vor. Hier wurden bisher immer nur kurzfristige Behandlungsergebnisse berichtet, die in Bezug auf die Komplikationen aussagefähig sind, jedoch keine ausreichend fundierte Aussage über den Wert dieser Therapie bei der Behandlung der Bandscheibenprotrusion bezüglich der mittel- und langfristigen Ergebnisse zulassen. Die Beurteilung der Nachuntersuchungsergebnisse bei der Laserdekompression wird dadurch weiter erschwert, daß in den unterschiedlichen Studien auch verschiedene Laserarten zum Einsatz kamen, bzw. bei Verwendung des gleichen Lasers oft die angewandte Energie unterschiedlich war. Hier sollte man, auch wenn die Anwendung bereits in größerem Rahmen beim Menschen erfolgt ist, nur von einer noch in der Entwicklung befindlichen Technik sprechen. Erst bei der Anwendung der Laserdekompression mit einheitlicher definierter Energie und gleichem Lasertyp in größeren Serien kann etwas über die Eignung dieses Verfahrens bei der Behandlung von Bandscheibenveränderungen außerhalb von speziellen Zentren ausgesagt werden.

9.1 Chemonukleolyse

Die Behandlungsergebnisse der Chemonukleolyse wurden in zahlreichen Publikationen dargelegt (Tabelle 9.1). Herausgehoben werden sollen die erste umfangreiche Behandlungsserie von Smith und Brown (1967) und die Doppelblindstudie von Javid und Mitarbeitern (1983), die zur Zulassung des Medikaments Chymopapain durch die FDA führte. Weitere prospektiv randomisierte Doppelblindstudien wurden von Fraser (1984), von Schwetschenau und Mitarbeitern (1976) und von Dabezies und Mitarbeitern (1988) vorgestellt. Zehnjahresergebnisse wurden von Tregonning und Mitarbeitern (1991) und von Gogan und Fraser (1992) publiziert. Zusätzlich sollen die Fünfjahresergebnisse einer eigenen prospektiv randomisierten Vergleichsstudie Chymopapain-Kollagenase dargestellt werden.

Nachdem Smith bereits 1964 über die ersten 10 Behandlungsfälle mit Chymopapain berichtet hatte, stellte er 1967 75 Patienten aus einem Beobachtungszeitraum von 30 Monaten vor. Es handelt sich auch bei dieser Arbeit eher um einen Erfahrungsbericht als um die Darstellung einer klinischen Studie. Unter den Patienten fand sich eine hohe Anzahl an bereits operierten (laminektomierten) Probanden (30 %). Die Chemonukleolyse erfolgte in der Regel ohne vorausgegangene Myelografie, wobei die für das Beschwerdebild verantwortliche Bandscheibe durch eine Diskografie mit Pantopaque® identifiziert wurde. Die Punktion des Bandscheibenraumes erfolgte zunächst vom posterolateralen Zugang (s. Abb. 1.2), wobei die Punktionsnadel durch das Foramen interarkuale in den lateralen Rezessus und dann in die Bandscheibe geführt wird. Eine verbreitete Komplikation bei dieser Punktionstechnik waren starke Kopfschmerzen, so daß nahezu regelmäßig eine Durapunktion unterstellt werden mußte. Smith wechselte daher zum lateralen Zugang und konnte so das Problem des postinjektionellen Kopfschmerzes ausschalten. Er beschrieb ein gutes Be-

Tabelle 9.1 Erfolgsraten nach Chemonukleolyse

CHYMOPAPAIN	Anzahl	Quote	Substanz	Jahr
DABEZIES	100	58,0 %	CH	1988
ZIERSKI	100	66,0 %	CH	1985
MANSFIELD	146	66,0 %	CH	1986
BROWN	30	70,0 %	CH	1976
BENOIST	1270	70,0 %	CH	1985
DABEZIES	232	70,4 %	CH	1986
JAVID	55	72,7 %	CH	1983
FRASER	30	73,0 %	CH	1984
FLANAGAN/SMITH	357	74,0 %	CH	1986
KOLDITZ	93	75,3 %	CH	1986
WILTSE	455	75,4 %	CH	1975
NORDBY	739	76,0 %	CH	1986
DUBUC	252	78,0 %	CH	1986
SUTTON	189	79,0 %	CH	1986
FORD	126	81,0 %	CH	1969
DUBUC et al.	842	81,0 %	CH	1986
THOMAS	42	81,0 %	CH	1986
SMITH	2557	83,0 %	CH	1972
JABAAY	130	83,3 %	CH	1986
LATURNUS	102	84,3 %	CH	1986
MACUNIAS	268	86,0 %	CH	1986
WEINSTEIN	85	86,0 %	CH	1986
DEBURGE	350	87,4 %	CH	1985
DAY	879	88,0 %	CH	1974
STEWART	40	90,0 %	CH	1969
SMITH	75	90,6 %	CH	1967
SMITH	150	90,6 %	CH	1969
DAY	135	94,8 %	CH	1969

handlungsergebnis bei insgesamt 76 % seines Gesamtkollektivs und eine deutlich höhere Erfolgsrate mit 87 % bei den nicht voroperierten Patienten. Bei 6 Patienten (8 %) wurde wegen eines ausbleibenden Behandlungserfolges eine zusätzliche offene Operation erforderlich. Bei 2 Patienten wurde als schwere Komplikation eine Paraplegie beschrieben. Einer dieser Patienten zeigte intraoperativ eine intrathekale Hämorrhagie. Letztlich wurden diese schweren Komplikationen auf den posterolateralen Zugang durch den Wirbelkanal mit unvermeidlicher Durapunktion zurückgeführt. Bei einem weiteren Patienten löste eine wiederholte Chymopapaininjektion einen schweren anaphylaktischen Schock aus. Durch eine konsequente Standardisierung des Zuganges, der Indikationen und den Ausschluß von wiederholten Chymopapaininjektionen konnten nach diesem ersten Erfahrungsbericht die Komplikationen erheblich reduziert werden (Agre et al. 1984).

Die erste placebokontrollierte Studie zur Wirksamkeit des Chymopapain konnte keinen signifikanten Unterschied zwischen Placebogruppe und Chymopapaingruppe herausarbeiten (Schwetschenau et al. 1976, Martins et al. 1978). Der Studie wurden jedoch erhebliche methodische Mängel wie unzureichende Patientenselektion, unzureichende Beteiligung von orthopädischen und neurochirurgischen Untersuchern, fragliche Placeboselektion, unterschiedliche Medikamentendosierung sowie eine unklare Definition des Codebruches nachgewiesen. Es folgten weitere Doppelblindstudien zur Wirksamkeit des Chymopapain.

Zunächst sei die Untersuchung von Javid und Mitarbeitern (1983) erwähnt, die zur Zulassung von Chymopapain durch die amerikanische Arzneimittelbehörde führte. An der Multicenter Studie waren 7 Kliniken in den Vereinigten Staaten beteiligt. 108 Patienten wurden nach einem einheitlichen Selektionsschema ausgewählt (monoradikuläres Schmerzbild, Einetagenbefund im Myelogramm, mindestens 6 Wochen Beschwerdedauer, positives Lasègue'sches Zeichen und sichere neurologische Ausfälle). 55 Patienten erhielten eine Chymopapaininjektion (3000 Einheiten in 1,5 ml) 53 Patienten eine Placeboinjektion (1,5 ml Kochsalzlösung). Das Endergebnis der Studie wurde 6 Monate nach dem Eingriff bestimmt. Die Erfolgsrate nach Chemonukleolyse lag zu diesem Zeitpunkt bei 73 % im Vergleich zu 42 % in der Placebogruppe. Dieser Unterschied war statistisch signifikant. Anzumerken ist, daß der Codebruch als Therapieversager definiert wurde. Ein Codebruch erfolgte dann, wenn Patient und behandelnder Arzt sowie der Studienleiter einen Fehlschlag der Therapie konstatierten.

Eine weitere randomisierte Multicenter Doppelblindstudie wurde von Dabezies und Mitarbeitern 1988 vorgestellt. An dieser Studie nahmen 26 Untersucher (17 Orthopäden, 9 Neurochirurgen) teil. Die Indikationskriterien waren vergleichbar mit der von Javid vorgestellten Studie. Es wurden 8 mg Chymopapain (entsprechend 4000 Einheiten in 2 ml bzw. 2 ml Zystein-EDTA-Jotalamat) injiziert. Im Gegensatz zur Javid-Studie wurden die Patienten mit Codebruch im weiteren Studienverlauf und aus der Bewertung ausgeschlossen. Insgesamt wurde in 46 von 173 Fällen der Code gebrochen, davon in 27 Fällen wegen ausbleibender Beschwerdebesserung, in 12 Fällen ohne bekannten Grund, in weiteren 7 Fällen wegen wiederauftretender Beschwerden oder einem insgesamt unzufriedenen Behandlungsergebnis. Der abschließende Therapieerfolg wurde ebenfalls nach 6 Monaten bewertet. Er lag mit 67 % in der Chymopapaingruppe signifikant über dem Ergebnis der Pufferlösung von 44 %.

Eine weitere Doppelblindstudie von der bereits eine 10-Jahres-Verlaufskontrolle vorliegt wurde von Fraser initiiert (Fraser 1982, 1984, Gogan und Fraser 1992). Die Patientenselektion erfolgte analog zu dem oben beschriebenen Schema. 30 Patienten erhielten 8 mg entsprechend 4000 Einheiten Chymopapain in 2 ml Volumen und 30 Patienten 2 ml Kochsalzlösung. Nach 6 Monaten war ein Therapieerfolg bei 80 % der Chymopapaingruppe und 57 % der Placebogruppe zu verzeichnen. Nach 2 Jahren lag die Erfolgsrate bei 73 % in der Chymopapaingruppe und bei 47 % in der Placebogruppe. Nach 10 Jahren sahen 80 % der mit Chymopapain behandelten Patienten die Behandlung als erfolgreich an. In 6 Fällen (20 %) war eine Diskektomie erforderlich. In 4 Fällen wurde dieser Eingriff innerhalb von 6 Wochen nach der Chymopapainapplikation durchgeführt. 2 weitere Operationen wurden innerhalb der ersten 2 Jahre durchgeführt. Danach war in der Chymopapaingruppe keine weitere operative Maßnahme mehr zu verzeichnen. Im Gegensatz dazu waren auch nach zunächst erfolgreichem Verlauf noch 2 Jahre nach dem Ersteingriff Diskektomien in der Placebogruppe durchzuführen. Nach 10 Jahren beschrieben lediglich noch 34 % der Placebogruppe eine erfolgreiche Behandlung. Die mit Chymopapain behandelten Patienten gaben auch nach 10 Jahren eine komplette Beschwerdefreiheit bezogen auf Ischialgie in 53 % und auf Kreuzschmerz in 60 % im Vergleich zu 29 %/26 % der Placebogruppe an. 77 % der Chymopapaingruppe beschrieben eine zumindest deutliche Besserung der Ischialgie und Kreuzschmerzen im Vergleich zu 38 % der Placebogruppe. Die Untersucher bewerteten das Behandlungsergebnis in 23 % der Chymopapaingruppe als deutlich gebessert und in 53 % als beschwerdefrei im Vergleich zu 15 % bzw. 23 % der Placebogruppe.

Auch zum Vergleich Chemonukleolyse – Diskektomie liegen sowohl Studien, die den Verlauf im ersten Jahr nach dem Eingriff vergleichen sowie 10-Jahres-Verlaufsstudien vor. Beide 10-Jahres-Studien (Weinstein et al. 1986, Tregonning et al. 1991) vergleichen ein Kollektiv von Chemonukleolysepatienten mit einer nachträglich gebildeten Kontrollgruppe, in der bei vergleichbaren klinischen und radiologischen Befunden eine primäre Diskektomie durchgeführt wurde. In der von Weinstein vorgestellten Studie konnten so retrospektiv 85 Patienten nach primärer Chemonukleolyse und 71 Patienten mit primärer offener Bandscheibenoperation nach mindestens 10 Jahren verglichen werden. Als Endresultat waren 86 % der mit Chymopapain behandelten Patienten und 80 % der primär operierten Patienten mit dem Behandlungsergebnis zufrieden. 90 % der Chymopapainpatienten und 87 % der Operationspatienten waren nach dem Eingriff wieder arbeitsfähig geworden. Innerhalb der ersten 3 Monate kehrten 71 % der Chymopapaingruppe und 61 % der Operationsgruppe an den Arbeitsplatz zurück, wobei 85 % der Chymopapaingruppe und 93 % der Operationsgruppe die gleiche Tätigkeit wieder aufnahmen. 10 % der mit Chymopapain behandelten und 11 % der operierten Patienten kehrten nicht innerhalb des 1. Jahres an ihren Arbeitsplatz zurück. Nach zunächst erfolgreicher Behandlung betrug die Rezidivquote innerhalb des 1. Jahres 12 % in der Chemonukleolysegruppe und 18 % in der Diskektomiegruppe. Nach 10 Jahren war in 32 % der Chymopapaingruppe und 39 % der Operationsgruppe ein weiterer operativer Eingriff erforderlich geworden. Im Gegensatz zu diesen Zahlen stellten Tregonning und Mitarbeiter (1991) eine leichte Überlegenheit der primär offenen Bandscheibenoperation gegenüber der Chemonukleolyse nach 10 Jahren dar. Auch hier wird das Ergebnis der Chemonukleolyse mit einer sekundär gebildeten Kontrollgruppe verglichen (Tregonning et al. 1991).

Brown und Tompkins führten 1986 eine offene Studie mit dem Vergleich Chemonukleolyse mit Chymopapain, Kollagenase und Bandscheibenoperation durch. Den Patienten mit identischen Krankheitsbildern wurden alle drei Behandlungsmaßnahmen zur Auswahl angeboten. Hieraus ergab sich eine sehr unterschiedliche Verteilung der insgesamt 85 Patienten (51 Chymopapain, 15 Kollagenase, 19 primäre Bandscheibenoperation). Der Schwerpunkt der Studie lag auf der Beschwerdeentwicklung unmittelbar nach dem Eingriff. Hier zeigte sich ein gravierender Unterschied der 3 Behandlungsgruppen. Nach Bandscheibenoperation bestand zu den Untersuchungszeitpunkten 2 Wochen, 6 Wochen und 12 Wochen nahezu kein Kreuz- bzw. kein Beinschmerz mehr. Im Gegensatz dazu fand sich nach Chymopapainapplikation insbesondere nach 2 und 6 Wochen noch ein deutlicher Kreuz- und Beinschmerz, bewertet mit 36 bzw. 25 von 100 Punkten einer analogen Schmerzskala von 0–100. Die Beschwerden nach Kollagenaseapplikation waren noch deutlich ausgeprägter mit 52 bzw. 46 von 100 Punkten. Diese Beobachtung richtete das Hauptaugenmerk von 2 prospektiv randomisierten Studien über Chemonukleolyse versus konventioneller Bandscheibenoperation auf den Beschwerdeverlauf innerhalb des ersten Jahres nach dem Eingriff.

Eine eigene Untersuchung zum Vergleich der Chymopapain – Kollagenase-Therapie bestätigte nicht mehr die ausgeprägte Schmerzproblematik nach Kollagenaseanwendung. Dies ist sicherlich im wesentlichen auf die Dosis-Reduzierung zurückzuführen. Es zeigte sich jedoch ein etwas verlängerter stationärer Aufenthalt nach Kollagenaseanwendung sowie eine deutlich verzögerte Wiedereingliederung in den Arbeitsprozeß (Chymopapain: 8 Wochen; Kollagenase: 11 Wochen). In 18 % der Chymopapain- und 28 % der Kollagenase behandelten Patienten war eine zusätzliche Diskektomie erforderlich. Bei 7 Chymopapain- und 5 Kollagenasepatienten war eine Schmerzverstärkung und bei 2 Chymopapain- und 9 Kollagenasepatienten sekundär auftretende Paresen die OP-Indikation. Auffällig war hier die hohe Rate (18 %) von sekundär aufgetretenen Paresen in der Kollagenasegruppe. Nach fünf Jahren waren 6 Patienten aus der Chymopapain- und 10 Patienten aus der Kollagenasegruppe, von jeweils 50, nicht mehr erreichbar. Von den nachuntersuchten nichtoperierten Patienten zeigten 100 % in der Chymopapaingruppe und 93 % in der Kollagenasegruppe ein gutes oder sehr gutes Behandlungsergebnis. Bewertet man die nicht untersuchten Patienten sowie die operierten Patienten als schlecht, reduziert sich die Erfolgsrate auf 72 % „gut" und „sehr gut" für Chymopapain und 52 % für Kollagenase (Oppel, 1994).

Van Alphen und Mitarbeiter (1989) konnten eine Überlegenheit der offenen Bandscheibenoperation im wesentlichen durch die Therapieversager der Chemonukleolysegruppe begründen. Es zeigte sich kein signifikanter Unterschied zwischen den erfolgreich behandelten Chemonukleolysepatienten und den operierten Patienten nach einem Jahr. Eine weitere prospektiv randomisierte Studie mit einjähriger Verlaufsbeobachtung wurde von Muralikuttan und Mitarbeitern (1992) vorgestellt. Die Nachuntersuchung erfolgte nach 6 Wochen, 3 Monaten und einem Jahr durch unabhängige Untersucher. Es wurde die Chemonukleolyse mit 4000 Einheiten Chymopapain mit einer konventionell offenen Bandscheibenoperation verglichen. Mobilisierung und Nachbehandlung wurden identisch durchgeführt. Die Entlassung aus der stationären Behandlung wurde in Abhängigkeit von den Beschwerden 4–8 Tage nach der Chemonukleolyse und 9–10 Tage nach der Bandscheibenoperation geplant. In 50 % der mit Chemonukleolyse behandelten Patienten traten starke Rückenbeschwerden oder Rückenmuskelspasmen auf, die zu einer Verlängerung des stationären Aufenthaltes führten, so

daß letztlich der durchschnittliche postinjektionelle stationäre Aufenthalt in der Chemonukleolysegruppe 7 Tage im Vergleich zu 8 Tagen in der Operationsgruppe betrug. 20,5 % der Chemonukleolysebehandlungen mußten als Therapieversager eingestuft werden mit der Folge einer sekundär offenen Bandscheibenoperation. In der Verlaufsbewertung wurden die Therapieversager nach Chemonukleolyse als separate Gruppe bewertet. Als Bewertungsparameter dienten Scores für Rückenschmerz, Beinschmerz und körperliche Beeinträchtigung. 6 Wochen nach dem Eingriff gaben die Chemonukleolysepatienten signifkant stärkere Kreuzschmerzen an. Ebenfalls zeigte sich eine signifikant deutlichere körperliche Beeinträchtigung, die zweifelsfrei als Folge der Kreuzschmerzen aufgefaßt werden kann. Signifikante Unterschiede in der Bewertung des Beinschmerzes und im physikalischen Untersuchungsbefund nach 3 Monaten zu ungunsten der Chemonukleolyse weisen auf die langsamere Rückbildung des Bandscheibenvorfalls hin. Nach einem Jahr waren signifikante Unterschiede der Behandlungsergebnisse nicht mehr nachweisbar. 21 % der Chemonukleolysepatienten und 19 % der Operationspatienten gaben noch Kreuzschmerzen an, während noch 61 % der Chemonukleolysepatienten und 50 % der Operationspatienten Kreuz- und Beinschmerzen beschrieben. 10 Patienten (von 42) nach Chemonukleolyse und 14 Patienten (von 45) nach Diskektomie gaben noch 1 Jahr nach dem Eingriff die Einnahme von Schmerzmedikamenten an. Insgesamt sind somit die Behandlungsergebnisse beider Verfahren denen vergleichbarer Studien unterlegen. Die Autoren diskutieren hierfür eine mögliche Präselektion durch das Studiendesign, in dem möglicherweise eine Negativselektion dadurch erfolgte, daß bereits 40 % der potentiellen Studienteilnehmer es ablehnten, eine randomisierte Zuteilung der Behandlungsmethode zu akzeptieren.

In einer prospektiv randomisierten Studie Chemonukleolyse/APLD (Revell et al. 1993) betrug die Gesamterfolgsrate nach einem Jahr 66 % für die Chemonukleolyse und 37 % für die APLD, während die Erfolgsrate unter Ausschluß der Operationspatienten mit 83 % für die Chemonukleolyse-Gruppe und 61 % für die APLD-Gruppe angegeben wurde.

Die guten und sehr guten Ergebnisse nach Chemonukleolyse liegen zwischen ca. 65 % und 80 %.

Die Placebo-kontrollierte Doppelblindstudie von Javid und Mitarbeitern (1983) zeigt 73 % gute und sehr gute Ergebnisse nach 3000 Einheiten Chymopapain bei nur 42 % in der Placebogruppe.

Die randomisierte Doppelblindstudie von Dabezies und Mitarbeitern 1988 Chymopapain 4000 Einheiten 67 % gute und sehr gute Ergebnisse, Placebo 44 %.

Die randomisierte Doppelblindstudie von Fraser (1982): 73 % gute und sehr gute Ergebnisse in der Chymopapaingruppe und 47 % in der Placebogruppe. Nach 10 Jahren 80 % gute und sehr gute Ergebnisse in der Chymopapaingruppe und 34 % in der Placebogruppe.

Vergleichende Studie Chymopapain gegen Mikrodiskektomie von Weinstein und Mitarbeitern (1986): 86 % zufriedene Patienten in der Chymopapaingruppe und 80 % in der Gruppe der operierten Patienten. Rezidive im ersten Jahr 12 % in der Chemonukleolysegruppe und 18 % nach Diskektomie.

Prospektiv randomisierte Studie von automatisierter perkutaner lumbaler Nukleotomie gegen Chemonukleolyse: Gute und sehr gute Ergebnisse der Chemonukleolyse nach einem Jahr 66 % und der APLD 37 % (Revell et al. 1993).

9.2 Perkutane Nukleotomie

Bei der perkutanen Nukleotomie muß bezüglich der Nachuntersuchungsergebnisse zwischen der manuellen und automatisierten perkutanen Nukleotomie unterschieden werden. Die manuelle perkutane Nukleotomie wird ca. 10 Jahre länger durchgeführt, ist jedoch aufgrund der schwierigeren Technik, die größere manuelle Fähigkeiten erfordert, weniger verbreitet und weniger häufig durchgeführt worden als die automatisierte perkutane Nukleotomie.

Von Hijikata, der diese Therapie seit 1975 durchführt, wurden 1989 136 Fälle nach manueller perkutaner Nukleotomie vorgestellt. Das mittlere Alter betrug dabei 30,5 Jahre und der Bandscheibenraum L4/L5 war mit 88x am häufigsten behandelt worden. Bei L5/L6 erfolgte 13x, L5/S1 24x und L3/L4 11x eine perkutane Nukleotomie. Bei 12 Patienten wurde dieser Eingriff in zwei Etagen gleichzeitig durchgeführt. Über exzellente klinische Ergebnisse konnte er bei 65, über gute bei 33 Patienten (zusammen 72 %) berichten. Schlechte Ergebnisse lagen bei 4 Patienten vor und 26 Patienten mußten nochmals offen operiert werden, so daß bei insgesamt 22 % aller Patienten ein unzufriedenstellendes Behandlungsergebnis vorlag. Bei einem Vergleich der sehr guten und schlechten Ergebnisse fand sich ein signifikanter Unterschied bezüglich des Alters, welches in der Gruppe der sehr guten Ergebnisse bei 25,3 und der schlechten Ergebnisse bei 32,2 Jahren lag. Interessanter jedoch ist der Unterschied der entnommenen Gewebemengen. Diese betrugen bei Patienten mit exzellentem Ergebnis 1,59 g und bei denen mit schlechtem Ergebnis 0,82 g. Eine postoperative Minderung der Bandscheibenhöhe war bei den Patienten mit Entfernung von 1–3 g Bandscheibenmaterial nicht sehr häufig und konnte nur bei insgesamt 4 % der Patienten gefunden werden. Ferner bestand ein Unterschied in den guten Ergebnissen bezüglich der Etagenlokalisation. Die Behandlung der L4/L5 Bandscheibe zeigte bessere klinische Ergebnisse als die der L5/L6 oder der L5/S1 Bandscheibe. Dieses kann darauf zurückgeführt werden, daß die ideale Positionierung der Kanüle zur perkutanen Nukleotomie bei L4/L5 wesentlich einfacher als in den unteren Segmenten zu erreichen ist. Bei einem Drittel der Patienten, die L5/S1 operiert werden sollten, war es nicht möglich in den Bandscheibenraum zu gelangen, so daß dieser Eingriff nicht durchgeführt werden konnte. Als wesentliche Komplikationen traten eine Spondylodiszitis und eine Gefäßverletzung auf. Die Blutung kam jedoch ohne weitere Maßnahmen zum Stillstand. Bei 3 Patienten wurde eine Sensibilitätsstörung in der Inguinalregion beobachtet, die aber ohne spezielle Therapie rückläufig war.

Kambin und Schaffer (1989) beschrieben 87 % gute Ergebnisse und 13 % Reoperationen bei der Nachuntersuchung von 93 Patienten. Unmittelbar nach dem Eingriff gaben bereits 71 % der Patienten eine Schmerzfreiheit an, nach 3 Tagen waren es bereits 81 % und nach 7 Tagen 87 %. Die Nachuntersuchungszeit der vorgestellten Ergebnisse betrug ein halbes bis 6 Jahre. Die entnommene Bandscheibenmenge lag im Mittel bei 1,9 g. Bei der Etagenaufteilung der Ergebnisse bezüglich der Bandscheibenhöhe wurden jeweils 90 % gute Ergebnisse bei L3/L4 oder L4/L5 erreicht, während nur 50 % gute Ergebnisse bei der Behandlung der L5/S1 Bandscheibe vorlagen. Über Komplikationen wurde im Einzelnen nicht berichtet, es wurde nur erwähnt, daß diese gering und in der postoperativen Phase bereits rückläufig waren. Bei allen Patienten wurde präoperativ eine Antibiotikagabe durchgeführt, und Infektionen wurden postoperativ nicht gesehen.

Monteiro und Mitarbeiter (1989) berichten über die Ergebnisse einer Fragebogenauswertung von 134 Patienten mit einer Mindestnachuntersuchungszeit von 3 Jahren. Hierbei hatten 76 % der Patienten ein gutes und sehr gutes Ergebnis, während 6 % ein schlechtes Ergebnis aufwiesen und 11 % operiert wurden. Das mittlere Alter der Patienten betrug 41 Jahre. Auffallend war die hohe Anzahl von Mehretageneingriffen. Von 225 operierten Patienten wurde nur bei 131 Patienten eine Bandscheibe operiert, bei 76 Patienten 2, bei 17 Patienten 3 und bei einem Patienten sogar 4 Bandscheiben. In der Beschreibung der Patientenauswahl kann kein Hinweis für diese ungewöhnlich hohe Anzahl an Mehretageneingriffen gefunden werden. Einschlußkriterien für den Eingriff waren eine konservativ nicht behandelbare Ischialgie, eine geschlossene Bandscheibe, bei der mit bildgebenden Verfahren eine Vorwölbung diagnostiziert wurde. Bei dieser Untersuchung bleibt somit offen, ob die Wahl der zu operierenden Etage immer streng genug durchgeführt wurde. An Komplikationen wird über 4 Patienten mit einer Spondylodiszitis berichtet. Bei 41 Patienten trat ein Hämatom des M. iliopsoas auf. Die im Mittel am 3. postoperativen Tag beginnenden Schmerzen persistierten einige Wochen. Alle Patienten berichteten jedoch über einen vollständigen Rückgang der Beschwerden innerhalb weniger Wochen.

Die vorgenannten Studien haben jeweils nur einen Zugang zur Bandscheibe benutzt. Schreiber und Mitarbeiter (1989) führen die manuelle perkutane Nukleotomie seit 1982 unter optischer Kontrolle durch ein von der Gegenseite eingeführtes Skop durch. Bei 109 Patienten mit einem mittleren Alter von 39,4 Jahren wurde nach durchschnittlich 2,75 Jahren eine Nachuntersuchung durchgeführt. Bei 20 Patienten wurde mehr als eine Bandscheibe operiert. Die Ergebnisse wurden in 2 Gruppen aufgeschlüsselt, wobei die erste aus 48 Patienten mit rein medialem oder mediolateralem Bandscheibenvorfall bestand, während in der anderen Gruppe (61 Patienten) weitere Veränderungen wie Spondylose, Spondylolisthese oder Osteochondrose vorlagen. Die klinischen Ergebnisse wiesen 31 (64,5 %) gute und sehr gute Ergebnisse in Gruppe 1 und 36 (59 %) in Gruppe 2 auf. 12 der Patienten (25 %) in Gruppe 1 und 18 in Gruppe 2 (26 %) erreichten ein schlechtes Ergebnis. Die Gesamtzahl der guten und sehr guten Ergebnisse betrug 77 (71 %), während 27,5 % der Patienten ein schlechtes Behandlungsergebnis aufwiesen. 29 Patienten wurden operiert, hierbei wurde 19mal eine Diskektomie durchgeführt, die in weiteren 7

Fällen mit einer Fusion kombiniert wurde. Bei 8 Patienten kam es zu einer Spondylodiszitis, bei 2 Patienten zu passageren Verletzungen des Lumbalplexus nach vergeblich versuchter Punktion L5/S1. Eine Verletzung der Sigmoidalarterie trat ebenfalls bei einer L5/S1 Nukleotomie auf. Diese mußte operativ behandelt werden.

Eine prospektiv randomisierte Studie APLD versus Chemonukleolyse wurde von Revell und Mitarbeitern (1993) vorgestellt. Nach randomisierter Zuordnung wurden 72 Patienten einer Chemonukleolyse und 69 Patienten einer automatisierten perkutanen Nukleotomie unterzogen. Die Indikation wurde auf monoradikuläre Beschwerdebilder mit einem Einetagenbefund im CT oder MRT beschränkt. Bandscheibenvorfälle, die mehr als 5 mm kranial oder distal der Wirbelkörperendplatte disloziert waren und große Bandscheibenvorfälle, deren Durchmesser mehr als 50 % des Duralsackes betrug, wurden ausgeschlossen. Es wurde grundsätzlich eine Diskografie durchgeführt. Lediglich epidurale Kontrastmittelübertritte galten als Ausschlußkriterium. Es wurden 4000 Einheiten Chymopapain appliziert. Die perkutane Nukleotomie wurde so lange durchgeführt, bis kein Bandscheibenmaterial mehr aspiriert werden konnte. Es wurden durchschnittlich 3,9 g Bandscheibengewebe entfernt. Die Operationsrate nach intradiskalem Eingriff betrug in der Chemonukleolysegruppe 7 % und in der perkutanen Nukleotomiegruppe 33 %. Unter Einbeziehung dieser Therapieversager wurde die Erfolgsrate 6 Monate nach dem Eingriff mit 61 % in der Chemonukleolysegruppe und 44 % in der perkutanen Nukleotomiegruppe angegeben. Unter Ausschluß der Operationspatienten lag die Erfolgsrate der Chemonukleolyse bei 69 % und der APLD bei 68 %. Innerhalb der ersten 30 Tage nach dem Eingriff gaben die Chemonukleolysepatienten gegenüber den APLD-Patienten einen stärkeren Kreuzschmerz an. Die durchschnittliche Arbeitsunfähigkeit betrug 107 Tage in der Chemonukleolysegruppe und 93 Tage in der APLD-Gruppe. 9 % der Chemonukleolysepatienten und 15 % der APLD-Patienten wechselten den Arbeitsplatz wegen Kreuzschmerzen. Auch die nachträgliche Bildung einer Subpopulation mit computertomografisch oder magnetresonanztomografisch kleinen Bandscheibenvorfällen und fehlendem gekreuzten Lasègue'schen Zeichen sowie fehlender krankheitsbegründeter Entschädigungsansprüche führte zu keiner Änderung der Gesamterfolgsrate (61 % CH, 48 % APLD). Die Gesamterfolgsrate nach einem Jahr betrug 66 % für die Chemonukleolyse und 37 %

für die APLD, während die Erfolgsrate unter Ausschluß der Operationspatienten mit 83 % für die Chemonukleolyse-Gruppe und 61 % für die APLD-Gruppe angegeben wurde. Die röntgenologische Nachuntersuchung zeigte bei 20 % der Chemonukleolysepatienten und 7 % der APLD-Patienten eine Bandscheibenverschmälerung um mehr als 50 % .

Chatterjee und Mitarbeiter (1995) verglichen in einer prospektiv kontrollierten klinischen Studie die automatisierte perkutane Diskektomie mit der Mikrodiskektomie. Die Indikation war auf kleine geschlossene Bandscheibenvorfälle mit einer Ausdehnung von weniger als einem Drittel des sagittalen Spinalkanaldurchmessers begrenzt. Die APLD wurde im zentralen oder dorsalen Nukleus pulposus solange durchgeführt, bis kein Bandscheibengewebe mehr gefördert werden konnte. Unter Zugrundelegung der Macnab-Klassifikation fand sich eine Erfolgsrate von 80 % für die Mikrodiskektomie sowie 29 % für die APLD. Die Versager der APLD-Gruppe wurden nachträglich, mit einer Erfolgsrate von 65 % operiert. Die Gesamterfolgsrate der APLD unter Einschluß der Operationsergebnisse betrug 71 % und war somit dem Gesamtergebnis der Mikrodiskektomie unterlegen.

Zur Technik läßt sich feststellen, daß die perkutane Nukleotomie manuell oder automatisiert im Segment L5/S1 als technisch schwierig einzustufen ist. In diesem Segment wurde bei einer Vielzahl von Patienten bei mehreren Autoren der Versuch der Bandscheibenpunktion abgebrochen. Durch Verletzung von großen Gefäßen kam es als wesentliche Komplikation zu massiven Hämatomen. In einigen Studien wurden Infektionsraten bis zu 7 % gesehen, diese können durch die präoperative Antibiotikagabe, 20 Min. vor dem Eingriff 600 mg Clindomycin, erheblich reduziert werden (Kambin und Schaffer 1989). Die zu entnehmende Gewebemenge wird in den verschiedenen Untersuchungen unterschiedlich beurteilt. Wird die reine Druckreduzierung an der Bandscheibe als wesentlicher Mechanismus angesehen, so kann eine Reduzierung des Bandscheibengewichtes um 0,5 g als ausreichend angesehen werden, da hierbei eine Verminderung des intradiskalen Druckes auftritt (Shea et al. 1994). In den klinischen Untersuchungen konnte jedoch festgestellt werden, daß bei Gewebeentnahmen von unter 1 g ein eher unbefriedigendes Ergebnis zu finden war, während bei Gewebemengen um 1,5 g eine hohe Rate von guten Ergebnissen gesehen wurde (Graham 1989, Hijikata 1989, Kambin und Schaffer 1989). Sehr hohe Gewebemengen von über 3 g führten jedoch

zu vermehrter lumbaler Instabilität in dem Segment (Steffen et al. 1993).

Als empfehlenswert kann somit eine Gewebeentnahme von 1,5 g bis 2 g Bandscheibengewebe gesehen werden.

> Die mittelfristigen Ergebnisse von unkontrollierten Studien zur perkutanen Nukleotomie zeigten gute und sehr gute Ergebnisse von 72 – 87 %.
> Die prospektive Untersuchung von Revell und Mitarbeitern (1993) sowie von Chatterjee und Mitarbeitern (1995) zeigten nur 33 %/29 % gute und sehr gute Ergebnisse.
> Die Reoperationsrate liegt zwischen 13 und 33 %.
> Empfohlene Gewebeentnahmemenge: 1,5 g - 2 g
> Wesentliche Komplikationen:
> Gefäßverletzungen mit massiven Haematomen und der Notwendigkeit einer operativen Revision,
> Spondylodiszitiden (bis zu 7 %).
> Dura- und Nervenverletzung

9.3 Laserdekompression

Alle klinischen Ergebnisse der Laserbehandlung von Bandscheiben weisen eine recht kurze Nachuntersuchungszeit auf. Ferner ist die Vergleichbarkeit der einzelnen Ergebnisse durch die verschiedenen Lasertypen sowie unterschiedlich angewandte Einzel- und Gesamtenergien sehr erschwert. Ein Vergleich von Studien mit gleichen verwendeten Parametern ist somit so gut wie unmöglich. Es können lediglich die Ergebnisse für die einzelnen Laserformen mit der entsprechenden Gesamtenergie dargestellt und als solches mit denen anderer Arbeitsgruppen verglichen werden.

Ascher und Mitarbeiter führen die Nukleus pulposus Laserbehandlung der Bandscheibe bereits seit 1986 durch. Zunächst haben sie das Verfahren in der von Choy beschriebenen Technik mit dem Neodym-YAG-Laser mit einer Wellenlänge von 1064 Nanometern durchgeführt. Bei allen 19 behandelten Patienten kam es unmittelbar nach dem Eingriff zu Beschwerdefreiheit. Innerhalb eines Jahres wurden jedoch 17 der 19 Patienten nachoperiert. Daraufhin ging Ascher von der 1,06 Nanometer zur 1320 Nanometer Wellenlänge des Neodym-YAG-Lasers über. Mit diesem wurden bei einer Impulsdauer von 1 s und 17–20 Watt pro Einzelimpuls 1200–1400 J pro Bandscheibe appliziert. Hierbei verbesserte sich bereits ab einer Applikation von 300 Joule die Beschwerdesymptomatik. Von insgesamt 210 behandelten Patienten konnten 197 nachkontrolliert werden. Insgesamt klagten 64 Patienten (32,5 %) weiter über Schmerzen, 14 dieser Patienten wiesen jedoch eine deutliche neurologische Besserung auf. Bei den übrigen 50 Patienten wurde eine Operation empfohlen. Das am häufigsten behandelte Segment war L4/L5 mit 129 Patienten, gefolgt von L5/S1 mit 45 und L5/L6 mit 12 Patienten. Bei L3/L4 wurde der Eingriff dreimal und bei L2/L3 einmal durchgeführt. Der Zeitraum der Nachuntersuchung ist der Arbeit nicht zu entnehmen. An unmittelbaren Komplikationen trat bei einem von 210 Patienten eine Diszitis auf. Weitere Komplikationen wurden nicht beschrieben (Ascher et al. 1991).

Zum Holmium-YAG Laser (2040 nm) liegt eine vergleichende Studie konservative Therapie versus Laserdekompression von Sherk und Mitarbeitern (1993) vor. Die Gesamterfolgsrate ist vergleichbar mit der Übersicht von Choy und Mitarbeitern (1992). Es zeigte sich jedoch kein Unterschied zwischen der konservativ behandelten Gruppe und der Lasergruppe. Unzufrieden gelöst wurde in dieser Studie jedoch die Frage der Gruppenaufteilung, die bei identischer Indikationsstellung durch Selbstzuordnung des Patienten erfolgte.

Von Mayer und Brock (1993) liegt die erste prospektiv randomisierte Studie zu dem von ihnen favorisierten kombinierten Laserverfahren und der Mikrodiskektomie vor. Patienten mit einem geschlossenen und kleinem subligamentären nicht nach kranial oder kaudal gewandertem Bandscheibenvorfall wurden nach dem Zufallsprinzip den Therapiegruppen zugeordnet. Die Lasergruppe zeigte sehr gute und gute Ergebnisse in 70 % und unter Einschluß von drei Nachoperierten (15 %) in 85 % im Vergleich zu 65 % der Operationsgruppe.

Wir führten eine prospektiv randomisierte Studie zum Vergleich Chemonukleolyse-Laserdekompression durch (Steffen et al. 1997). Die Chemonukleolyse wurde mit 4000 Einheiten Chymopapain, die Laserbehandlung mit dem Holmium-YAG-Laser mit einer Gesamtenergie von 1200–1500 Joule durchgeführt.

Die Indikation wurde beschränkt auf Bandscheibenprotrusion und kleine Bandscheibenvorfälle, die nur unwesentlich nach kaudal oder kranial gewandert waren. Ausgeschlossen wurden alle Bandscheibenvorfälle, die mehr als ein Drittel des Spinalkanalvolumens einnahmen. Die Nachuntersuchungen erfolgten durch einen an der Behandlung unbeteiligten Arzt nach 3, 6 und 12 Monaten. Die Bewertung des Behandlungsergebnisses erfolgte entsprechend den Kriterien von Macnab. Hierbei zeigte sich nach 12 Monaten ein sehr gutes und gutes Behandlungsergebnis nach Laseranwendung bei 31 % der Patienten. Ein schlechtes Ergebnis lag in 44 % der Fälle vor, hierin eingeschlossen sind die Patienten, bei denen eine Diskektomie erforderlich wurde (31 %).

Im Gegensatz dazu zeigte sich nach Chemonukleolyse ein sehr gutes und gutes Behandlungsergebnis in 53 % der Fälle, ein schlechtes Behandlungsergebnis bei 33 % der Patienten. Hierin eingeschlossen sind die nachträglich erforderlichen offenen Bandscheibenoperationen (14 %). Die sorgfältige Analyse von prädiktiven Faktoren zeigte, daß insbesondere bei Anwendung der Laserdekompression eine lange Anamnesedauer und die Intensität der konservativen Vorbehandlung einen negativen Einfluß auf das Behandlungsergebnis hatten. Patienten mit einer Anamnesedauer von mehr als 12 Monaten konnten kein gutes Behandlungsergebnis mehr erzielen. Bereits einen Anamnesedauer von mehr als 6 Monaten führte zu einer deutlichen Reduzierung der Erfolgsrate. Ebenfalls zeigten nur noch 7 % der Patienten, die im Rahmen der konservativen Vorbehandlung mehr als 20 Wurzelblockaden erhielten ein gutes bis sehr gutes Behandlungsergebnis. Patienten mit stärkerem Rückenschmerz gegenüber dem Beinschmerz oder gleich starkem Rücken- und Beinschmerz profitierten ebenfalls nur in geringem Umfang von der Laserbehandlung. Entsprechend diesen Erfahrungen erscheint die Lasertherapie des lumbalen Bandscheibenvorfalls nur dann ausreichende Aussicht auf Erfolg zu haben, wenn die Anamnese weniger als 6 Monate beträgt und wenn ein dominierender Beinschmerz vorliegt. Patienten mit einer vollständig ausgereizten konservativen Therapie erscheinen ebenfalls nicht geeignet für die anschließende Laserbehandlung. Dieses Ergebnis zeigt Übereinstimmung mit der prospektiven Studie von Sherk, der gleiche Behandlungsergebnisse für eine intensive konservative Behandlung bzw. die Laserbehandlung fand.

Für die Laserdekompression liegen nur Kurzzeitergebnisse, die wegen unterschiedlicher Laserarten und Energieleistungen schwer vergleichbar sind, vor. Eine abschließende Beurteilung der Erfolgsrate ist somit nicht möglich, diese schwankt je nach Studie zwischen 31–70 %. Die Laserbehandlung ist zur Zeit noch in der Entwicklung und eine abschließende Beurteilung der Wertigkeit bei der Therapie von Bandscheibenvorfällen ist nicht möglich.

10 Literatur

Agre K., Wilson R. Brim M., McDermott D. J. (1984): Chymodiactin postmarketing surveillance. Spine 9: 479–486.

Allen R., Morrow R. E. (1990): Comparative analysis of automated versus manual percutaneous lumbar discectomy – A retrospective study of 1123 cases. Med. Surg. 11: 115.

Andersen P., Henriksson J. (1977): Training induced changes in the subgroups of human type II skeletal muscle fibers. J Physiol 270: 677–690

Andrews D. W., Lavyne M. H. (1990): Retrospective analysis of microsurgical and standard lumbar discectomy. Spine 15: 329–335

Angtuaco EJC, Holder JC, Boop WC, Binet EF (1984). Computed tomographic discography in the evaluation of extreme lateral disc herniation. Neurosurgery, 14. 350–352

Antonopoulos C., Fransson L., Gardell S., und Heinegard D. (1969): Fractionation of keratin sulphate from human nucleus pulposus. Acta Chemical Scandinavica 1: 23–30.

Artigas J., Brock M., Mayer H. M. (1984): Complications following chemonucleolysis with collagenase. J. Neurosurg. 61: 679.

Ascher P. W. (1986): Application of laser in neurosurgery. Lasers Surg Med 2: 91–97.

Ascher P. W., Holzer P., Sutter B., Tritthart H. (1991): Nukleus-pulposus-Denaturierung bei Bandscheibenprotrusionen. In: Siebert W. E., Wirth C. J.: Laser in der Orthopädie, Thieme, Stuttgart, 169–172.

Avramov A. I., Cavanaugh J. M., Ozaktay C. A., Getchell T. V., King A. I. (1992): The effects of controlled mechanical loading on group II, III and IV afferent units from the lumbar facet joint and surrounding tissue. J Bone Joint Surg 74A: 1464–1471.

Bagnall K. M., Ford D. M., McFadden K. D., Freenhill B. J., Raso V. J. (1983): The histochemical composition of human vertebral muscle. Spine 9: 470–473

Bayliss, M. T., Johnstone, B. (1992): Biochemistry of the intervertebral disc. In: Jayson, M. I. V. (Ed): The Lumbar Spine and Back Pain. Churchill Livingstone, Edinburgh, 111–131.

Beard H. K., und Stevens, R. L. (1980): Biochemical changes in the intervertebral disc. In: Jayson, M. I. V. (Ed.): The Lumbar Spine and Back Pain. Pitman Medical, London, 407–436.

Beard, H. K., Roberts, S., und O'Brien, J. P. (1981): Immunofluorescent staining for collagen and proteoglycan in normal and scoliotic intervertebral discs. J Bone Joint Surg 63B: 529–534.

Benini A. (1976): Ischias ohne Bandscheibenvorfall. Huber, Bern

Benoist M (1985): Experience of Chemonucleolysis in France, Belgium and Italy. In: Sutton, J. C. (Ed.): Current Concepts in Chemonucleolysis. 127–135.

Berlien, Müller (1989): Angewandte Lasermedizin. Exomed Verlag Landsberg, München, Zürich.

Bernhard T. N. Jr. (1990): Lumbar discography followed by computed tomography.: Refining the diagnosis of low back pain. Spine 15: 690–707.

Bernick, S., Caillet, R. (1982): Vertebral end-plate changes with aging of human vertebrae. Spine 7: 97–102.

Bernstein T. I., Gallaghar J. S., Grad M., Bernstein I. L. (1984): Local ocular anaphylaxis to papain enzyme contained in a contact lense cleaning solution. J. Allergy Clin. Immunol. 74: 258–259.

Block J A., Schnitzer, T, J., Andersson G. B. J. et al. (1989): The effect of chemonucleolysis on serum keratin sulphate levels in humans. Arthritis and Rheumatism 32: 100–104.

Boden S. D., Davis D. O., Wiener T. S., Patronas N I, Wiesel S. W. (1989): The incidence of abnormal lumbar spine MRI scans in asymptomatic patient. A Prospective and blinded investigation. ISSLS, Kyoto.

Bouillet R. (1987): Complications de la nucleolyse discale par la chymopapaine. Acta Orthop. Belg. 53: 250–261.

Boumphrey F. R. S., Belle G. R., Modick M., Powers D. F., Hardy W. R. (1987): Computed tomograph scanning after chymopapain injection for herniated nucleus pulposus. Clin. Orthop. 219: 120–123.

Bradford D. S., Cooper K. M., Oegema T. R. (1983): Chymopapain, chemonucleolysis and nucleus pulposus regeneration. J Bone Joint Surg 65 A: 1220–1231.

Bradford D. S., Oegama T. R., Cooper K. M., Wakano K., Chao E. Y. (1984): Chymopapain, chemonucleolysis and nucleus pulposus regeneration. Spine 9: 135–147.

Brinkmann P., Grootenboer H. (1991): Change of disc height, radial disc bulge, and intradiscal pressure from discectomy: An in vitro investigation on human lumbar discs. Spine 16: 641–646.

Brinkmann P., Horst M. (1985): The influence of vertebral body fracture, intradiscal injection, and partial discectomy on the radial bulge and height of human lumbar discs. Spine 10: 138–145.

Bromley J. W., Hirs J. W., Osman M., Steinlauf P., Gennance R., Stern H. (1980): Collagenase: Experimental study of intervertebral disc dissolution. Spine 5: 126–132.

Bromley J. W., Varma A. O., Santoro A. J., Cohen P., Jakobs R., Berger L. (1984): Double blind evaluation of collagenase injections for herniated lumbar discs. Spine 9: 486–488.

Bromley J. W., Varma A. O., Suh-Yuh W. (1987): Long term statistical evaluation of herniated disc patients treated with collagenase. ISSLS , Rome.

Brooke M. H., Kaiser K. K. (1970): Muscle fiber types: How many and what kind? Arch Neurol 23: 369–379

Brown C., Croissant P. D., Davis J. K. (1989): Nucleotome procedure – Clinical study. HUG Medizininformation.

Brown M. D., Tompkins J. S. (1986): Chemonucleolysis (discolysis) with collagenase. Spine 11: 123–130.

Bruno L. A., Smith D. S., Bloom M. J. et al. (1984) Sudden hypotension with a test dose of chymopapain. Anesth Analg 63: 533–535

Bucher O. (1973): Zytologie , Histologie und mikroskopische Anatomie des Menschen. Huber Verlag, Bern.

Buckwalter J. A., Pedrini-Mille A., Pedrini V., Tudisco C. (1985): Proteoglycans of human infant intervertebral disc. J Bone Joint Surg 67 A: 284–294.

Buttle D. J., Abrahamson M., Barrett A. J. (1986): The biochemistry of the action of chymopapain in relief of sciatica. Spine 11: 688–694.

Castagnera L., Grenier N., Lavignolle B., Greselle J. F., Senegas J., Caille J. M. (1991): Study of correlation between intradiscal pressure and magnetic resonance imaging data in evaluation of disc degeneration: Therapeutic issue with percutaneous nucleotomy. Spine 16: 348–352.

Castro W. H. M., Jerosch J., Brinckmann P. (1992): Veränderungen an der lumbalen Bandscheibe nach Anwendung der nicht-automatisierten Diskektomie – Eine biomechanische Untersuchung –. Z. Orthop. 130: 472–478.

Castro W. H. M., Jerosch J., Rondhuis J., Halm H., Brinckmann P. (1992): Biomechanical changes of the lumbar intervertebral disc after automated and non-automated percutaneous discectomy. – An in-vitro investigation. Eur Spine J 1: 96–99.

Castro W. H. M., Halm H., Jerosch J., Schilgen M., Winkelmann W. (1993): Veränderungen an der lumbalen Bandscheibe nach Anwendung des Holmium-Yag Lasers – Eine biomechanische Untersuchung –. Z. Orthop. 131: 610–614.

Chatterjee S, Foy PM, Findlay GF (1995): Report of a controlled clinical trial comparing automated percutaneous lumbar discectomy and microdiscectomy in the treatment of contained lumbar disc herniation. Spine 20: 734–738.

Choy D. S. J., Case R. B., Ascher P. (1987): Percutaneous laser ablation of lumbar disc. A preliminary report of in vitro and in vivo experience in animals and 4 human patients. 33 rd. Annual Meeting, Orthop. Res. Soc., San Francisco.

Choy D. S. J., Altman P. A., Case R. B., Trokel S. L. (1991): Laser radiation at various wavelengths for decompression of intervetebral disc. Experimental observations on human autopsy specimens. Clin. Orthop. 267: 245.

Choy D. S. J., Ascher P. W., Saddekni S., Alkaities D., Liebler W., Hughes J., Diwan S., Altmann P. (1992):

Percutaneous laser disc decompression. A new therapeutic modality. Spine 17: 949–956.

Clarisse, J., Sesoin F., Pruvo, J. P., Courtesuisse, P., Krivosic, I. (1986): Nucleolysis using Aprotinin Injection: A study of 140 cases. in: Focus on Chemonucleolysis edt. by J. F. Bonneville, Springer Verlag Berlin, Heidelberg.

Cloud G. A., Doyle J. E., Santfort R. L., Schmitz T. H. (1976): Final statistical analysis of the Discase double blind clinical trial. Biostatistical Services Dept., Travenol Laboratories, Deerfield.

Cogan M. D., Goldstein M., Zweiman B. (1984): Skin test in chymopapain anaphylaxis. J. Allergy Clin. Immunol. (Suppl.) 73: 179

Collis J. S., Gardener W. J (1962): Lumbar discography. An analysis of 1,000 cases. J. Neurosurg. 19: 452–461.

Cortelainen P., Puranen J., Koivisto E., Lähde S. (1985): Symptoms and science of sciatica and the relation to the localisation of the lumbar disc herniation. Spine 10: 85–92.

Craig F. (1956): Vertebral body biopsy. J. Bone Joint Surg 38 A: 93–103.

Dabezies E. J., Langford K., Morris J., Shields C. B., Wilkinson H. A. (1988): Safety and efficacy of chymopapain (discarse) in the treatment of sciatica due to a herniated nucleus pulposus. Results of a randomized, double blind study. Spine 13: 561–565.

Davidson A. A., Woodhall B. (1959): Biomechanical alterations in herniated intervertebral discs. J. Biol. Chem. 234: 2951

Davis G. W. (1989): Die automatisierte perkutane lumbale Nukleotomie. Operat. Orthop. Traumatol. 1: 123–133.

Day P. L. (1974): Early, interim and long term observations on chemonucleolysis in 876 patients with special comments on the lateral approach. Clin. Orthop. 99: 64.

Decker H. G., Shapiro S. W. (1957): Herniated lumbar intervertebral discs, results of surgical treatment without the routine use of spinal fusion. Arch. Surg. 75: 77–84.

Delamarter R. M., Howard M. W., Goldstein T., Deutsch A. L., Mink J. H., Dawson E. G. (1995): Percutaneous lumbar discectomy. Preoperative and postoperative Magnetic Resonance Imaging. J Bone Joint Surg 77A: 578–584.

Deutmann R., Bolscher J. D. W., Barendsen G. W. (1995): Repeat Chemonucleolysis. IITS 8th Annual Meeting, San Diego.

De Palma A. F., Rothman R. H. (1970): The intervertebral disc. W. B. Saunders, Philadelphia

Dunlop R. B., Adams M. A., Hutton W. C. (1984): Disc space narrowing and the lumbar facet joints. J Bone Joint Surg 66B: 706–710.

Edwards W. C., Orme T. J., Orr-Edwards B. (1987): CT discography: Prognostic value in the selection of patients for chemonucleolysis. Spine 12: 792–795.

Einstein A. (1917): Zur Quantentheorie der Strahlung. Phys. Z. 18: 121

Erlacher P. R. (1949): Direkte Kontrastdarstellung des Nucleus pulposus. Wien. Klin. Wschr. 80: 47.

Erlacher P. R. (1950): Klinische und diagnostische Bedeutung der Nukleographie. Z. Orthop. 79: 273.

Erlacher P. R. (1952): Nucleography. J Bone Joint Surg 34 B: 204–210.

Eurell J. A. C., Brown M. D., Ramos M. (1990): The effects of chondroitinase ABC on the rabbit intervertebral disc. Clin. Orthop. 256: 238–243.

Eyre D. R., und Muir H. (1976): Types I and II collagens in intervertebral disc. Biochemical Journal 157: 267–270.

Eyre D. R., und Muir H. (1977): Quantitative analysis of types I and II collagens in human intervertebral discs at various ages. Biochiemica et Biophysica Acta 492: 29–42.

Eyre D. R. (1979): Biochemistry of intervertrebal disc. International Review of Connective Tissue Research 8: 227–291.

Eyring E. J. (1969): Biochemistry and physiology of the intervertebral disc. Clin. Orthop. 67: 16.

Fager C. A., Freidberg S. R. (1980): Analysis of failures and poor results of lumbar spine surgery. Spine 5: 87–94

Falconer M. A., McGeorge M., Begg A. C. (1948): Observations on the cause and mechanism of symptom production in sciatica and low back pain. J Neurol Neurosurg Psychiatry 11: 13–26.

Feffer H. L. (1956): Treatment of low back and sciatic pain by the injection of hydrocortison into degenerated intervertebral discs. J Bone Joint Surg 38 A: 585–592.

Feffer H. L. (1969): Therapeutic intradiscal hydrocortison: A long term study. Clin. Orthop. 67: 100–104.

Fernstrom, U. (1960): Discographical Study of Ruptured Lumbar intervertebral discs. Acta Chir. Scan. (Suppl. 258).

Fett, H.: Die Chemonukleolyse in der Therapie des radikulären Lumbalsyndroms. Med. Diss., Ruhr-Universität Bochum 1988

Fidler M. W., Jowett R. L., Troup J. D. G. (1975): Myosin ATPase in multifidus muscle from cases of lumbar spinal derangement. J Bone Joint Surg 57B: 220–227.

Fischer, F. K. (1949): Neue Methoden zur Darstellung von Bandscheibenveränderungen bei Lumbago und Ischias. Schweiz. Med. Wschr. 73: 213.

Fontanesi G., Tartaglia I., Karbazzutti A., Gianececchi F. (1987): Prolapsed intervertebral discs at the upper lumbar level: Diagnostic difficulties, report on 12 cases. Italian J. Orthop. Traumatol. 13: 501–507.

Ford D. M., Bagnall K. M., McFadden K. D., Greenhill B. J., Raso V. J. (1983): Analysis of vertebral muscle obtained during surgery for correction of a lumbar disc disorder. Acta Anat (Basel) 116: 152–157

Fraser R. D. (1982): Chymopapain for the treatment of intervertebral disc herniation. A preliminary report of a double blind study. Spine 7: 608–612.

Fraser R. D. (1984): Chymopapain for the treatment of intervertebral disc herniation: The final report of a double blind study. Spine 9: 815–817.

Fraser R. D., Osti O. L., Vernon-Roberts B. (1987): Discitis after discography. J Bone Joint Surg 69B: 31–35.

Garfin S. R., Rydevik B. L., Brown R. A. (1991): Compressive Neuropathy of spinal nerves roots. A mechanical or biological problem. Spine 16: 162–166.

Garvin P. J., Jennings R. B., Smith L., Gesler R. M. (1965): Chymopapain: a pharmacologic and toxicologic evaluation in experimental animals. Clin. Orthop. 41: 204.

Garvin P. J., Jennings R. B. (1973): Long term effects of chymopapain on intervertebral discs of dogs. Clin. Orthop. 92: 282–295.

Gentry L. R., Tursky P. A., Strother C. M., Javid M. J., Sackett J. F. (1985): Chymopapain chemonucleolysis. CT changes after treatment. AJR 145: 361–369.

Gill K. (1994): New-onset sciatica after automated percutaneous discectomy. Spine 19: 466–467

Goel V. K., Kim Y. E. (1989): Effects of injury on the spinal motion segment mechanics in the axial mode. Clin. Biomech. 4: 161–167.

Gogan W. J., Fraser R. D. (1992): Chymopapain – a ten year, double blind study. Spine 17: 388–394.

Gomez J. G., Patino J., Vonnegra J. (1979): Percutaneous discolysis with collagenase. Neurologia 3: 355.

Gomez J. G., Patino J., Lopez P. (1981): Lumbar discolysis with collagenase. Neurol. Columb. 5: 658.

Grammer L. C., Ricketti A. J., Schafer M. F., Patterson R. (1984): Chymopapain allergy: case reports and identification of patients at risk for the chymopapain anaphylaxis. Clin. Orthop. 188: 139–143.

Graham C. F. (1989): Percutaneous posterolateral lumbar discectomy – An alternative to laminectomy in the treatment of backache and sciatica. Clin. Orthop. 238: 104–106.

Gropper G. R., Robertson J. H., McClellan G. (1984): Comparative histological and radiographic defects of CO_2 laser versus standard surgical anterior cervical discectomy in the dog. Neurosurg 1: 42–47.

Grothues-Spork M., Berlien H. P., Dörschel K., Müller G. (1991): Laser in der Medizin – Grundlagen und Anwendungen. in: W. E. Siebert, Wirth C. J.: Laser in der Orthopädie, Thieme, Stuttgart, 12–21.

Haggmark T., Eriksson E. (1979): Hypotrophy of the soleus muscle in man after achilles tendon rupture. Discussion and findings obtained by computed tomography and morphologic studies. Am J Sports Med 7: 121–126.

Haldeman S., Shouka M., Robboy S. (1988): Computed tomography, electrodiagnostic and clinical findings in chronic worker's compensation with back and leg pain. Spine 13: 345–350.

Harris E. D., Krahne S. M. (1974): Collagenase. New Engl. J. Med. 288: 557–563.

Haverly R. W., Manfield L. E., Tings S. (1984): The incidence of hypersensitivity to papain in an allergic population confirmed by blinded food challenges. J Allergy Clin Immunol 73 (Suppl) 179

Hedtmann A., Fett H., Steffen R., Krämer J. (1992): Chemonukleolyse mit Chymopapain und Kollagenase. 3-Jahres-Ergebnisse einer prospektiv-randomisierten Studie. Z. Orthop. 130: 36–44.

Helfmann J., Brodzinski T. (1989): Thermische Wirkungen in: Berlien, Müller: Angewandte Lasermedizin. Ecomed Verlag Landsberg, München, Zürich.

Higuchi M., Kaneda K., Abe K. (1982): Postnatal histogenesis of the cartilage plate of the spinal column: electron microscopic observations. Spine 7: 89–96.

Hijikata S. (1989): Percutaneous Nucleotomy: A new concept technique and 12 years experiences. Clin. Orthop. 238: 9–23.

Hijikata S., Nakayama T., Yamagishi M., Ichihara M. (1978): Percutaneous nucleotomy for low back pain. 14. World Congress Sicot Kyoto.

Hijikata S., Yamagishi M., Nakayama T., Oomori K. (1975): Percutaneous discectomy: A new treatment method for lumbar disc herniation. J. Toden Hosp. 5: 5–13.

Hirsch C., (1948): An attempt to diagnose the level of disc lesion clinically by disc puncture. Acta Orthop Scand 18: 132–140

Hirsch, C. (1959): Studies on the pathology of low back pain. J Bone Joint Surg 41 B: 237–252.

Hirtz D., Skuginna A., Pfeiffer I. (1991): Intradiscal therapy with chymopapain in combination with percutaneous nucleotomy. ESS Congress Rome.

Hirtz D., Skuginna A. (1994): Intradiscal therapy of subligamentous intervertebral disc prolapses with the combination of chymopapain and percutaneous nucleotomy. In: Wittenberg R. H. und Steffen R. (Hrsg.): Chemonucleolysis and related intradiscal therapy. Thieme Stuttgart, 93–100.

Hitzelberger W. E., Witten R. M. (1968): Abnormal myelograms in asymptomatic patients. J. Neurosurg. 28: 204–206.

Hoogland Th., Scheckenbach C. (1995): Die perkutane lumbale Nukleotomie mit Low-Dosis Chymopapain, ein ambulantes Verfahren. Z. Orthop. 133: 106–113

Holt E. P. (1968): The question of lumbar discography. J Bone Joint Surg 59A: 720–726.

Hoppenfeld S. (1989): Percutaneous removal of herniated lumbar discs – 50 cases with 10-year follow-up periods. Clin. Orthop. 238: 92–97.

Hult L. (1950): Retroperitoneal disc fenestration in low-back pain and sciatica. Acta Orthop. Scand 20: 342–348.

Jaffray D., O'Brien J. P. (1986): Isolated intervertebral disc resorption. A source of mechanical and inflammatory back pain. Spine 11: 397–401.

Jahnke M. R., McDevitt C. A. (1988): Proteoglycans of the human intervertebral disc. Electrophoretic heterogeneity of the aggregating proteoglycans of the nucleus pulposus. Biochemical Journal 251: 347–356.

Jansen E. F., Balls A. K. (1941): Chymopapain: a new crystalline proteinase from papaya latex. Journal of Biological Chemistry 137: 459–460.

Javid M. J., Nordby E. J., Ford L. T., Henja W. J., Whistler W. W., Burton C., Millet D. K., Wiltse L. L., Widell E. H., Boyd R. J., Newton S. E., Thisted R. (1983): Safety and efficacy of chymopapain (chymodiactin) in herniated nucleus pulposus with sciatica. JAMA 249: 2489–2494.

Jeffery RM, Block JA, Schnitzer TJ, Anderson GBJ, McNeill TW, Sinkora G, Thonar EJMA (1987): Proteoglycan degradation after chemonucleolysis. ISSLS, Rome

Juri H., Ascher P. H., Lillo J., Lapin R., Yung S. (1988): Lumbar disc nucleolysis by Nd-YAG-Laser Radiation. An experimental comparative study. Lasers Surg. Med. 8: 196.

Kahanovitz N., Arnoczky S. P., Kummer F. (1985): The comparative biomechanical, histologic and radiographic analysis of canine lumbar discs treated by surgical excision or chemonucleolysis. Spine 10: 178–183.

Kahanovitz N., Viola K., Gallagher M. (1989): Long term strength assesment of postoperative discectomy patients. Spine 14: 402–403.

Kambin P., Gellman H. (1983): Percutaneous lateral discectomy of the lumbar spine: A preliminary report. Clin. Orthop. 174: 127–132.

Kambin P., Brager M. D. (1987): Percutaneous posterolateral discectomy. Anatomy and mechanism. Clin. Orthop. 223: 145–154.

Kambin P., Schaffer J. L. (1989): Percutaneous lumbar discectomy – Review of 100 patients and current practice. Clin. Orthop. 238: 24–34.

Kapsalis A. A., Stern I. J., Bornstein I. (1974): The fate of chymopapain injected for therapy of intervertebral disc disease. J. Lab. Clin. Med. 83: 532–540.

Kapsalis A. A., Stern I. J., Bornstein I. (1978): Correlation between hypersensitivity to parenteral chymopapain and the presence of IgE anti-chymopapain antibody. Clin. Exp. Immunol 33: 150–58

Karle W., Leonhardt H., Platzer W. (1975): DTV-Atlas der Anatomie. Stuttgart Thieme Verlag München.

Kato F., Iwata H., Imatsu K., Miura T. (1990): Experimental chemonucleolysis with chondroitinase ABC. Clin. Orthop. 253: 301–308.

Kato F., Mimatsu K., Kawakami N., Iwata H., Miura T. (1992): Serial changes observed by magnetic resonance imaging in the intervertebral disc after chemonucleolysis. Spine 17: 934–939.

Keyes D. C., Compere E. L. (1932): Normal and pathological physiology of the nucleus pulposus of the intervertebral disc. J Bone Joint Surg 14: 897–938.

Kikuchi T., Shinmei M., Nemoto S., Yamagishi M., Shimomura Y. (1987): Morphological and biochemical studies of rabbit intervertebral disc treated with chymopapain (discase). Clin. Orthop. Surg. 22: 975–981.

Kirkaldy-Willis W. H., Wedge J. H., Yong-Hin A. et al. (1982): Lumbar spinal nerve lateral entrapment. Clin. Orthop. 169: 171–178.

Kitano S., Tsuji H., Hirano S., Sano A., Terahata N. (1989). Water, fixed charge density, protein content and lysin incorporation into protein in chymopapain digested intervertebral disc of rabbit. Spine 14: 1226–1233.

Knudson F. (1944): The instability associated with disc degeneration in the lumbar spine. Acta Radiol. 25: 593–609.

Kolditz D., Krämer J., Steffen R., Ernzerhoff G., De la Garza S, (1986): Vergleichende Untersuchung über die klinische Wirksamkeit von Chymopapain (Chymodiactin) und Kollagenase (Nukleolysin). In: Chemonukleolyse. R. Schleberger, J. Krämer (Hrsg.), Stuttgart Enke, 89–94.

Kostuik J. P., Harrington I., Alexander D. et al. (1986): Cauda equina syndrome and lumbar disc herniation. J Bone Joint Surg 68 A: 386–391.

Krämer J. (1994): Bandscheibenbedingte Erkrankungen. Thieme, Stuttgart.

Krämer J., Laternus, H. (1982): Intradiscal instillation with aprotinin. Spine 7: 73–74.

Krämer J., Kolditz D., Gowin R. (1985): Water and electrolyte content of human intervertebral discs under variable load. Spine 10: 69–71.

Luxenaire M. C., Monneret-Vauterain D. A. (1986): Anaphylactic accidence related to chymopapain: Prevention and treatment. In: J.-F. Bonneville (Ed.): Focus on chemonucleolysis. Springer, Berlin.

Lenz G. Schulitz K. P. (1985): Behandlungsergebnisse der intradiskalen Therapie mit Kollagenase bei lumbalen Bandscheibenvorfällen. Orthopäde 14: 133–142.

Lenz G., Schulitz K. P., Roggenland G. (1986): Die Chemonukleolyse lumbaler Bandscheibenvorfälle mit Kollagenase (Nukleolysin). In: Schleberger, R. und Krämer, J. (Eds.): Chemonukleolyse. Enke, Stuttgart, 47–70.

Leu H., Schreiber, A. (1990): Laser Nuclear Photoablation. In: Kambin P. (Ed.): Arthroscopic Microdiscectomy. Urban & Schwarzenberg, München.

Lichtenstein L. M., Gillespie E. (1975): The effects of H_1 and H_2 antihistamine release and its inhibition by histamine. J Pharmacol Exp Ther 192: 441–450.

Lindblom K. (1948): Diagnostic puncture of intervertebral discs in sciatica. Acta Orthop Scand 17: 231–239.

Love J. G., Walsh M. N. (1938): Protruded intervertebral disc. Report of 100 cases in which operation was performed. JAMA 111: 396–400

Lucas DB (1970): Mechanics of the spine. Bull Hosp Jt Dis Orthop Inst 31. 115–131

Mabuchi K., Szvetzko D., Pinter K., Streter F. A. (1982): Type IIB to IIA fiber transformation in intermittently stimulated rabbit muscles. Am J Physiol 242: C373–381.

Macintosh J. E., Bogduk N. (1986): The detailed biomechanics of the lumbar multifidus. Clin Biomech 1: 205–231.

MacNab I. (1974): The traction spur. An indication of segmental instability. J Bone Joint Surg 1971; 53 A: 663–70.

Maiman T. H. (1960): Stimulated optical radiation in ruby. Nature 1874 187: 493.

Malinsky J. (1958): Histochemical demonstration of carbohydrates in human intervertebral discs during postnatal development. Acta Histochem. 5: 120

Mandl J., McLennan J., Hoves E. (1953): Isolation and characterization of proteinase and collagenase from C. histolyticum. J. Clin. Invest. 32: 1312–1319.

Markolf K. L., Morris J. M. (1974): The structural components of the intervertebral disc. J Bone Joint Surg 56 A: 675–688.

Marschall, Trethewie, E. R., Curtain, C. C. (1977): Chemical Radiculitis: A clinical, physiological and immunological Study. Clin. Orthop. 129: 61–67.

Marshall, Trethewie, E. R. (1973): Chemical Irritation of nerve roots in disc prolaps. Lancet 2: 320.

Martins A. N., Ramirez A., Johnston J., Schwetschenau P. R. (1978): Double-blind evaluation of chemonucleolysis for herniated lumbar discs: late results. J. Neurosurg. 49: 816–827.

Mayer H. M. (1986): Inzidenz und Verhütung allergischer Reaktionen nach Chemonukleolyse mit Chymopapain. Neurochirurgia 29: 149–156.

Mayer H. M., Brock M. (1985): Chymopapain-Allergie: die diagnostische Wertigkeit eines Hauttests vor und nach Chemonukleolyse. Neurochirurgia 28: 51–57.

Mayer H. M., Brock M. (1993): Percutaneous endoscopic laser discectomy. Surgical technique and preliminary results compared to microsurgical discectomy. J. Neurosurg. 78: 216–224.

Mayer H. M., Sedlmaier B., Dörschel K., Müller G., Brock M. (1991): Excimer-(309 nm) Laser-Ablation von menschlichem Bandscheibengewebe. in: W. E. Siebert, Wirth C. J.: Laser in der Orthopädie, Thieme, Stuttgart, 155–162.

McCarron R. F., Whimpee M. W., Hudkins P. G., Laros G. S. (1987): The inflammatory effect of nucleus pulposus. A possible element in the pathogenesis of low back pain. Spine 12: 760–764.

McCulloch J. A. (1977): Chemonucleolysis. J Bone Joint Surg 59B: 45–52.

McCulloch J. A., Macnab, I. (1983): Sciatica and Chymopapain. Williams and Wilkins, Baltimore.

McDermott D., Agre K., Brim M., Demma F. J., Nelson J., Wilson R. R., Thisted R. A. (1985): Chymodiactin in patients with herniated lumbar intervertebral disc(s). An open-label, multicenter study. Spine 10: 242–249.

Milney J., Brand S. (1975): Occupational asthma after inhalation of dust of the proteolytic enzyme papain. B J Int Med 32: 302

Milette PC, Melanson D. (1982): A reappraisal of lumbar discography. Journal de l'Association Canadienne des Radiologistes 33: 176–82.

Moneret-Vautrin, D. A., Laxenaire, M. C. (1985): Anaphylaxis to purified Chymopapain. In: Sutton, J. C. (Ed.): Current Concepts in Chemonucleolysis. 77–89.

Monteiro A., Lefevre R., Peters G., Wilmet E. (1989): Lateral decompression of a pathological disc in the treatment of lumbar pain and sciatica. Clin. Orthop. 238: 56–63.

Mooney V., Robertson J. (1976): The facet syndrome. Clin. Orthop. 115: 149–156.

Morgan F. P., King T. (1957): Primary instability of lumbar vertebra as a common cause of low back pain. J Bone Joint Surg 39B: 6–22.

Morris J. M., Benner G., Lucas D. B. (1962): An electromyographic study of the intrinsic muscles of the back in men. Journal of Anatomy 96: 509–520.

Morris J., Stromberg L. (1983): Double blind study of discase (chymopapain) versus CEI (chymopapain activator) in the treatment of herniated nucleus pulposus in the lumbar spine. SSLW, Cambridge.

Moss J., McDermott D. J., Thisted R. A., Roizen M. F., Smith W. S. (1984): Anaphylactic/anaphylactoid reactions in response to Chymodiactin®. Anesth. Analg. 63: 253.

Moss J. (1985): Decreased incidence and mortality of anaphylaxis to chymopapain. Anaesth. Analg. 64: 1197–1201.

Moss J. (1985): Anaesthesia for Chemonucleolysis. In: Sutton, J. C. (Ed.): Current Concepts in Chemonucleolysis. 61–69.

Muir I. H. M. (1979): In: Freeman, M. A. R. (Ed.): Biochemistry of Adult Human Articular Cartilage. Pitman Medical, London, 146–214.

Muralikuttan K. P., Hamilton A., Kernohan W. G., Mollan R. A. B., Adair I. V. (1992): A prospective randomized trial of chemonucleolysis and conventional disc surgery in single level lumbar disc herniation. Spine 17: 3810–387.

Nachemson A. (1963): The influence of spinal movements on the lumbar intradiscal pressure and on the tensile stresses in the annulus fibrosus. Acta Orthop Scand 33: 183–207.

Nachemson A. L. (1985): Advances in low back pain. Clin. Orthop. 200: 266–278.

Ohnmeiss D. D., Guyer R. D., Hochschuler S. H. (1994): Laser disc decompression: The importance of proper patient selection. Spine 19: 2054–2059.

Olmarker K., Rydevik B., Dahlin L. B., Danielsen L. Nordborg C. (1987): Effects of epidural and intrathekal application of collagenase in the lumbar spine: An experimental study in rabbits. Spine 12: 477–482.

Olmarker K., Danielsen N., Nordborg C., Rydevik B. (1991): Effects of chondroitinase ABC on intrathekal and peripheral tissue. Spine 16: 43–45.

Olmarker K., Rydevik B. (1992): Pathophysiology of sciatica. Orthop. Clin. North. Am. 22: 223–234.

Olmarker K., Rydevik B., Dahlin L. B., Danielsen N., Nordborg C. (1987): Effects of epidural and intrathekal application of collagenase in the lumbar spine: An experimental study in rabbits. Spine 12: 477–482.

Onik G. (1989): Summation of APLD clinical experience. International Symposium on percutaneous lumbar discectomy. Marbella, Spanien

Onik G., Helms C., Ginsburg L. et al. (1985): Percutaneous lumbar discectomy using a new aspiration probe: Procine and cadaver model. Radiology 155: 251–254.

Onik G., Helms C., Ginsburg L. et al. (1985): Percutaneous lumbar discectomy using a new aspiration probe. AJNR 6: 290–293.

Onik G., Maroon J., Helms C. et al. (1987): Automated percutaneous discectomy initial patient experience. Radiology 162: 129–132.

Onik G., Mooney V., Maroon J., et al. (1990): Automated percutaneous discectomy: a prospective multiinstitutional study. Neurosurg. 26: 228–233.

Oppel, S. (1994): Langzeitergebnisse der Behandlung von Ischialgien mit Chymopapanin oder Kollagenase. Med. Diss. Ruhr-Universität Bochum.

Osgood H. (1945): A topic sensitivity to caroid (papaya). J Allergy 16: 245

Paine K. W. E., Huang P. W. H. (1972): Lumbar disc syndrom. J. Neurosurg. 37: 1975.

Panjabi M. M., Goel V. K., Takatak (1982): Physiological strains in lumbar spinal ligaments, an in vitro biomechanical study. Spine 7: 192–201.

Pauly J. E. (1966): An electromyographic analysis of certain movements and exercises. I. Some deep muscles of the back. Anatomical Record 155: 223–234.

Pearce J, Moll J. M. H. (1967): Conservative treatment and natural history of acute lumbar disc lesions. J Neurol Neurosurg Psychiat 30: 13–17

Pearce, R. H., Grimmer, B. J. (1973): The chemical constitution of the proteoglycan of human intervertebral disc. Biochemical Journal 157: 753.

Pearce R. H., Mathieson J. M., Mort J. S., Roughly P. J. (1989): Effect of age on the abundance and fragmentation of link protein of the human intervertebral disc. J Orthop Res 7: 861–867.

Penning L., Wilmink J. T., Van Woerden H. H. (1984): Inability to prove instability: A critical appraisal of clinical radiological flexion/extension studies in lumbar disc degeneration. Diagn Imaging Clin. Med. 53: 186–192.

Philbin D. M., Moss J., Akins C. W. et al. (1981): The use of H_1 and H_2 histamine antagonists with morphine anesthesia: A double blind study. Anesthesiology 55: 292–296

Pon A., Seiffert J., Schlegel K. F. (1986): Bedeutung der Diskographie und Kontrastmittel-Enzyminteraktionen. Neurochirurgia 29: 134.

Pope M. H., Wilder D. G., Matteri R. E., Frymoyer J. W. (1977): Experimental measurements of vertebral motion under load. Orthop. Clin. North Am. 8: 155–167.

Püschel J. (1930): Der Wassergehalt normaler und degenerierter Zwischenwirbelscheiben. Beitr. Path. Anat. 84: 123.

Pritzker K. P. H. (1977): Aging and degeneration in the lumbar intervertebral disc. Orthop. Clin. North Am. 8: 65–77.

Quinnell R. C., Docktale H. R. (1983): Flexion and extension radiography of the lumbar spine: A comparison with lumbar discography. Clin. Radiol. 34: 405–411.

Quinnell, R. C. (1980): Pressure standardized lumbar discography. Br J Radiol 53: 1031–1036

Rajagopalan R., Tindal S., MacNab I. (1974): Anaphylactic reactions to chymopapain during general anesthesia: a case report. Anesth Analg 53: 191–93

Revell M., Payan C., Vallee C., et al. (1993): Automated percutaneous lumbar discectomy versus chemonucleolysis in the treatment of sciatica. A randomized multicenter trial. Spine 18: 1–7.

Roofe P. G. (1940): Innervation of the annulus fibrosus and posterior longitudinal ligament. Archives of Neurology and Psychiatry 44: 100–102.

Rosemoff H. L., Johnston J. H. D., Gallo A. E., Ludmer M., Givens F. T., Carney, F. T., Kuehn C. A. (1970): Cystometry as an adjunct in the evaluation of lumbar disc syndromes. J. Neurosurg. 33: 67–74

Rydevik B., Branemark P. I., Nordborg C., McLean W. G., Sjöstrand J., Fogelberg M. (1976): Effects of chympapain on nerve tissue: An experimental study on the structure and function of peripheral nerve tissue in rabbits after local application of chymopapain. Spine 1: 137.

Rydevik B., Brown M. B., Ehira T., Nordborg C. (1985): Effect of collagenease on nerve tissue: An experimental study on acute and long term effects in rabbits. Spine 10: 562–566.

Rydevik B., Ehira T., Lindler L. et al. (1989): Microvascular response to locally injected collagenase: An experimental study in hamsters and rabbits. Scand. J. Plast. Reconstr. Surg. 23: 17–21.

Saal J. A., Saal J. S. (1989): Nonoperative treatment of herniated lumbar intervertebral disc with radiculopathy. An outcome study. Spine 14: 431–437.

Saal J. S., Franson R. C., Dobrow R., Saal J. A., White A. H., Goldthwaite N. (1990): High levels of inflammatory phosphoilpase A2 activity in lumbar disc herniations. Spine 15: 674–678.

Sachs, B. L., Vanharanta, A., Spivey, M. A., et al. (1987): Dallas-Discogramm-Discription. New Classifikation of CT/Discography in low-back. Spine 12: 287–294.

Sachs B. L. (1994) Endoscopically assisted laser ablation of prolapsed lumbar discs for the treatment of radicular pain syndrome. In: Wittenberg R. H. und Steffen R. (Hrsg.): Chemonucleolysis and related intradiscal therapies. Thieme, Stuttgart

Saunders E. C. (1964): Treatment of the canine intervertebral disc syndrome with chymopapain. J. Am. Vet. Med. Assoc. 145: 893–898.

Schmorl G. (1929): Über Knorpelknoten an der Hinterfläche der Wirbelbandscheiben. Fortschr. Röntgenstr. 40: 629.

Schmorl G., Junghanns H. (1968): Die gesunde und die kranke Wirbelsäule in Röntgenbild und Klinik. Thieme, Stuttgart.

Schreiber A., Suezawa Y., Leu H. (1989): Does percutaneous nucleotomy with discoscopy replace conventional discectomy? 8 years of experiences and results and treatment of herniated lumbar disc. Clin. Orthop. 238: 35–42.

Schweigel J. F., Berezowskyj J. (1987): Repeat chymopapain injections: Results and complications. Spine 12: 800–802.

Schwetschenau P. R., Ramirez A., Johnston J. (1976): Double-blind evaluation of intradiscal chymopapain injection for herniated lumbar discs: Early results. J. Neurosurg. 45: 622–629.

Seroussi P., Krag M., Muller D., Pope M. (1989): Internal deformations of intact and denucleated human lumbar discs subjected to compression, flexion, and extension loads. 7: 122–131.

Shaffer W. O., Spratt K. F., Weinstein J. D., Lehman T. R., Goel V. (1990): The consistancy and accuracy of roentgenograms for measuring sagittal translation in the lumbar vertebral motion segment. An experimental model. Spine 15: 741–750.

Shea M, Takeuchi T, Wittenberg RH, White III AA, Hayes WC. (1994): A comparison of the effects of automated percutaneous discectomy and conventional discectomy on intradiscal pressure, disc geometry, and stiffness. J Spinal Disord 7: 317–325

Shepperd J. A. N., James S. E., Leach A. B. (1989): Percutaneous disc surgery. Clin. Orthop. 238: 43–49.

Sherk, H. H., Rhodes, A. L. B., Black, J., Prodoehl, J. A. (1993): Results of percutaneous lumbar discectomy with lasers. In: Sherk, H. H. (Ed.): Spine: State of the art reviews. Vol. 7, Laser discectomy. Hanley & Belfus, Philadelphia, 141–150.

Siebert W. E., Bise K., Breitner S., Fritsch K., Wirth C. J. (1988): Die Nucleus pulposus Vaporisation – eine neue Technik zur Behandlung des Bandscheibenvorfalls? Orthop. Praxis 12: 732–735.

Siebert W. E., Ksinsik B., Wirth C. J., Steinmetz M., Muschter R. (1991): In-vitro-Untersuchungen zur thermischen Belastung der Bandscheibe bei der Laserablation. in: W. E. Siebert, Wirth C. J.: Laser in der Orthopädie, Thieme, Stuttgart, 150–153.

Siebert W. E., Wirth C. J. (1989): Nucleus pulposus Vaporisation: Experimental investigations on use of lasers on the intervertebral disc. In: M. Brock, Meyer H. M. (Hrsg.): Percutaneous lumbar discectomy. Springer, Berlin, 209.

Simmons J. W., McMillan J. N., Emmery S. F., Kimmich S. J. (1992): Intradiscal steroids. A prospective double blind clinical trial. Spine 17 (Suppl.): 172–175.

Simmons, E. H., Segill, C. M. (1975): An evaluation of discography in localisation of symptomatic levels in discogenic disease of the spine. Clin. Orthop 108: 57–69.

Smith L. (1964): Enzyme dissolution of the nucleus pulposus in humans. YAMA 187: 137 140.

Smith L., Garvin P. J., Gesler R. M., Jennings R. B. (1963): Enzyme dissolution of the nucleus pulposus. Nature 198: 1311–1312.

Smith L., Brown J. E. (1967): Treatment of lumbar intervertebral disc lesions by direct injection of chymopapain. J Bone Joint Surg 49 B: 502–519.

Smyth M. J., Wright V. (1958): Sciatica and the intervertebral disc. An experimental study. J Bone Joint Surg 40A: 1401–1418.

Söderberg L. (1956): Prognosis in conservatively treated sciatica. Acta Orthop Scand (Suppl) 21

Spangfort E. V. (1972): The lumbar disc herniation. A computer aided analysis of 2504 operations. Acta Orthop Scand (Suppl. 142).

Spencer D. L., Miller J. A. (1985): The effects of chemonucleolysis on the mechanical properties of the canine lumbar disc. Spine 10: 555–561.

Spengler D. M. (1982): Lumbar Discectomy: Results with limited disc excision and selective foraminotomy. Spine 7: 604–607.

Spurling R. G., Grantham E. G. (1949): The end result of surgery for ruptured lumbar intervertebral discs: A follow-up study of 327 cases. J. Neurosurg. 6: 57–65.

Srinivasan, R. (1986): Ablation of polymers and biological tissue by ultraviolet lasers. Science 2345: 559–565.

Steffen R., Wittenberg R. H., Kolditz D., Methfessel M. T. (1991): Vergleichende Untersuchung zweier Flexionsorthesen beim therapieresistenten Lumbalsyndron und Postdiskotomiesyndrom. Orthop. Praxis 27: 566–570

Steffen R. (1992): Flexionsorthesen der Lendenwirbelsäule – ambulante/stationäre Versorgung. Med. Orth. Tech. 112

Steffen R., Wittenberg R. H., Nolte L. P., Hedtmann A., Kolditz D., Herchenbach T. (1991): Experimentelle Untersuchungen zur Drehpunktveränderung des Bewegungssegmentes nach Bandscheibenausräumung. Z. Orthop. 129: 248–254.

R. Steffen, L. P. Nolte H. Visarius (1993): Vergleichende biomechanische Untersuchungen nach automatisierter perkutaner Nukleotomie und Diskotomie. Z. Orthop. 131.

Steffen R., Wittenberg R. H., Lütke A., Krämer J., Schmidt K. (1997): Laser discectomy versus chemonucleolysis a prospective comparative study. Spine accepted.

Stephens M. M., Evans J. H., O'Brien J. P. (1991): Lumbar intervertebral foramens. An in vitro study of their shape in relation to intervertebral disc pathology. Spine 16: 525–532.

Stern, I. J. (1969): Biochemistry of chymopapain. Clin. Orthop. 67: 42–46.

Stern M. B. (1989): Early experience with percutaneous lateral discectomy. Clin. Orthop. 238: 50–55.

Stokes I. A. F., Frymoyer J. W. (1987): Segmental motion and instability. Spine 12: 688–691.

Suezawa Y., Jakob H. A. C., Brandenberg J. E., Blasbalg D. T. (1983): Diskuskopie – Ein weiterer Schritt zur Diagnostik und Behandlung der lumbalen Diskusläsion. In: Hackenbroch M. H., Refior H.-J., Jäger M. (eds.): Biomechanik der Wirbelsäule. Thieme Stuttgart, 130–135.

Sussman B. J. (1968): Intervertebral discolysis with collagenase. J. Natl. Med. Assoc. 60: 184.

Sussman B. J., Bromley J. W., Gomez J. G. (1981): Injection of collagenase in the treatment of herniated lumbar disc. YAMA 245: 730.

Szypryt E. P., Gibson M. J., Mulholland R. C., Worthington W. S. (1987): The long-term effect of chemonucleolysis on the intervertebral disc assessed by magnetic resonance imaging. Spine 12: 707–711.

Sutton J. C. (1986): Chemonucleolysis. Current status and future outlook. Neurochirurgia 29: 173–178.

Takeuchi T., Shea M., White III A. A. (1992): Correlation of magnetic resonance relaxation times with degeneration and biomechanical properties of human lumbar intervertebral disks. 38th Annual Meeting, Orthop. Res. Soc., Washington.

Ternig E. (1994): Physiotherapy following chemonucleolysis. In: Wittenberg R. H. und Steffen R. (Hrsg.): Chemonucleolysis and related intradiscal therapies. Thieme Stuttgart, 143–165.

Tesh K. M., Shaw Dunn J., Evans J. H. (1987): The abdominal muscles and vertebral stability. Spine 12: 501–508.

Thomas, I. (1956): Reversible collapse of rabbit ears after intravenous papain and prevention of recovery by cortisone. Exp. Med. 104: 245.

Tibrewal S. B., Pearcy M. J., Portek I., Spivey J. (1985): A prospective study of lumbar spinal movements before and after discectomy using biplanar radiography. Correlation of clinical and radiological findings. Spine 10: 455–460.

Tregonning G. D., Transveldt E. E., McCulloch J. A., MacNab I., Nachemson A. (1991): Chymopapain versus conventional surgery for lumbar disc herniation. J. Bone Joint Surg. 73B: 481–486.

Urban J. P. G., Maroudas A. (1979): Measurement of fixed charge density in the intervertebral disc. Biochem. Biophys. Acta 586: 166–179.

Urban J. P. G., McMullin J. F. (1988): Swelling pressure of the lumbar intervertebal discs: Influence of age, spinal level, competition and degeneration. Spine 13: 179–187.

Van Alphen H. A. M., Braakman R., Bezemer D., Broere G., Berfello W. (1989): Chemonucleolysis versus discectomy: A randomized multicenter trial. J. Neurosurg. 70: 869–875.

Verbiest H. (1954): A radicular syndrom from developmental narrowing of the lumbar vertebral canal. J Bone Joint Surg 36B: 230–234.

Waldeman S., Shouka M., Robboy S. (1988): Computed tomography, electrodiagnostic and clinical findings in chronic workers compensations patient with back and leg pain. Spine 13: 345–350.

Walsh T. R., Weinstein J. N., Spratt K. F. et al. (1990): Lumbar discography in normal subjects J Bone Joint Surg 72A: 1081–1088.

Wansor S., Fleischhauer P. (1986): Röntgenbefunde an der Brust- und Lendenwirbelsäule bei Frauen und Männern mit und ohne Rückenbeschwerden. Dissertation Ruhr-Universität Bochum.

Waters R. L., Morris J. M. (1972): Electrical activity of the muscles of the trunc during walking. Journal of Anatomy 111: 191–199.

Watts C., Hutchinson G., Stern J., Clark K. (1975): Chymopapain treatment of intervertebral disc disease. J. Neurosurg. 42: 374–383.

Weinstein J. N., Lehmann T. R., Hejna W., McNeill E., Spratt K. (1986): Chemonucleolysis versus open discectomy. A ten year follow-up study. Clin. Orthop. 206: 50–55.

Weinstein J. N., Spratt K. F., Lehmann. T. R. (1988): Final progress report for: Retrodisplacement and spondylolisthesis – Brace treatment. NIH Grant No. AR 34344.

Weinstein J. N. (1989): Future directions in low back pain research. NIH/AAOS Workshop. AAOS Puplishers, 198.9

Wiesel S. W., Tsourmas N., Pfefer H. I., Citrin C. M., Tronas N. (1984): A study of computer assisted tomography. 1. The incidents of positive CT scans in asymptomatic group of patients. Spine 9: 549–551.

Wiley J., Macnab, I., Wortzman G. (1968): Lumbar discectomy and its clinical applications. Can. J. of Surg. 11. 280–289.

Willburger R. E., Wittenberg R. H. (1994): Prostaglandin release from lumbar disc and facet joint tissue. Spine 18: 2068–2070.

Wiltse L. L. (1983): Chemonucleolysis in the treatment of lumbar disc disease. Orth. Clin. NorthAm. 14: 605.

Witt A. N. (1951): Praktische Erfahrungen mit der Nukleographie. Z. Orthop. 80:57

Yamagata T., Saito H., Habuchi O. Suzuki S. (1968): Purification and properties of bacterial chondroitinase and chondrosulfatase. J. Biol. Chem. 243: 1523–1535.

Yasuma T., Ohno R., Yamauchi Y. (1988): False negative lumbar discograms. J Bone Joint Surg 70 A: 1279–1290.

11 Sachregister